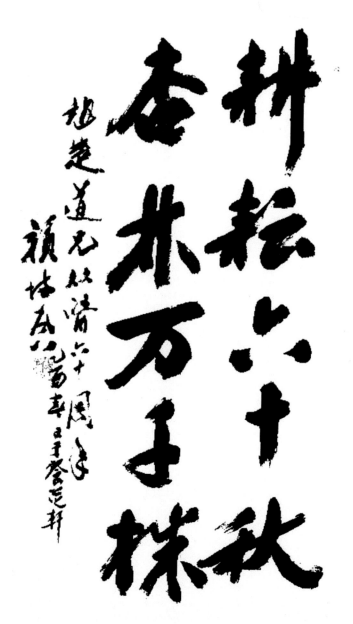

耕耘六十秋
杏林万千株

热烈庆祝
龙华医院建院六十周年
颜德馨八九叟医
辛卯季冬忝书

国医大师颜德馨贺词

贺岁 祝福

衷心感谢 王翘楚 教授

您多年来对我们的关爱、帮助，

值兹新年到来之际，敬祝

您及全家长乐永康，吉祥为美！

朱良春 率子女拜贺

辛卯新春寿宽度九五

国医大师朱良春贺词

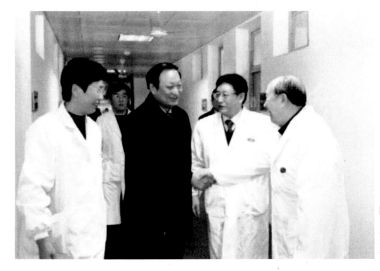

国家卫生与计划生育委员会副主任王国强视察王翘楚名老中医工作室

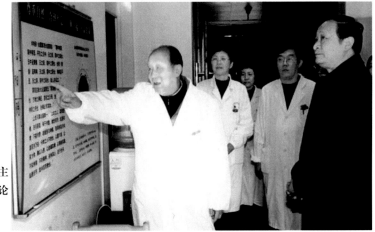

王翘楚教授向王国强副主任介绍"天人合一"理论指导临床应用的意义

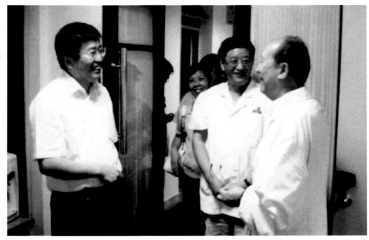

国家中医药管理局副局长于文明视察中医睡眠疾病研究所

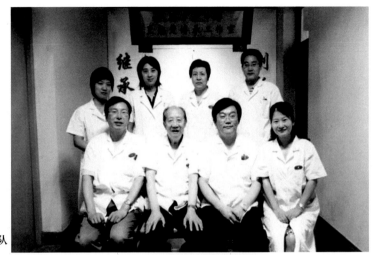

中医睡眠疾病研究所团队

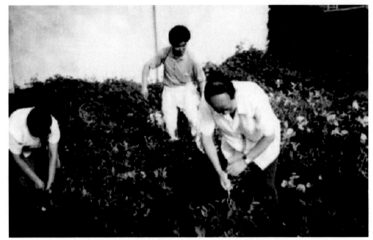

田间采集花生枝叶

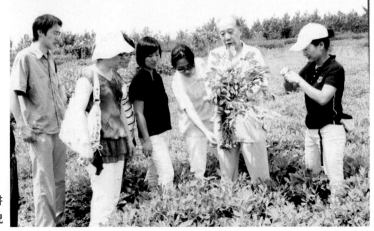

带领学生去种植田地讲
解落花生枝叶相关情况

名老中医临证经验医案系列丛书

王翘楚治疗失眠症
临证经验医案集要

王翘楚　编著

科学出版社

北　京

内 容 简 介

本书从医路、医论、医案三个方面介绍了王翘楚教授的临床经验、学术思想、理论研究和科研成果。62个医案记录了王翘楚教授治疗失眠症时辨证论治的思路历程及用药特色，都是实践的记录，辨证论治的范例，可为同道提供借鉴。本书具有较高的学术水平和医、教、研的参考价值。对中医工作者做好医、教、研工作具有较大的启发。同时对于总结名老中医学术经验和继承技术专长具有指导意义，为国家培养医务骨干具有实用性。适合医学院校的中医学、中西医结合医学的学生学习参考，也适合研究生、临床医生以及从事中医学研究人员的参考使用。

图书在版编目（CIP）数据

王翘楚治疗失眠症临证经验医案集要 / 王翘楚编著.
—北京：科学出版社，2014.4
名老中医临证经验医案系列丛书
ISBN 978-7-03-040263-9

Ⅰ. ①王… Ⅱ. ①王… Ⅲ. ①失眠 – 中医学临床 – 经验 – 中国 – 现代 Ⅳ. ① R277.797

中国版本图书馆 CIP 数据核字（2014）第 052983 号

责任编辑：潘志坚 黄金花
责任印制：刘 学 / 封面设计：殷 靓

科 学 出 版 社 出版
北京东黄城根北街 16 号
邮政编码：100717
http:// www.sciencep.com

南京展望文化发展有限公司排版
广东虎彩云印刷有限公司印刷
科学出版社发行 各地新华书店经销

*

2014年 4 月第 一 版 开本：B5（720×1000）
2025年 5 月第六十六次印刷 印张：9 插页：2
字数：160 000
定价：68.00元

王翘楚简介

王翘楚，1927年生，江苏海安人，主任医师、教授。曾任上海市徐汇区第二联合诊所所长、上海市第六人民医院分院（徐汇医院）外科住院医师、中医科主治医师、原上海市卫生局科研处副科长、中医处副处长、副主任医师。原上海市卫生局调研员，上海市中医文献馆馆长、主任医师。兼任上海市中医药情报研究所所长、上海市中医药学会副秘书长、上海市中西医结合学会常务理事、全国针麻研究会副理事长、国家中医药管理局中医基础理论研究评审委员会委员、上海市高级职称评审委员会中医组成员、上海市振兴中医药学术委员会委员，全国第二、三批老中医药学术经验继承班指导老师，并获优秀指导老师荣誉证书。现任上海中医药大学附属市中医医院主任医师、终身教授、学术咨询委员会主任，中医神志病睡眠疾病优势专科创始人、学术带头人，中医睡眠疾病研究所名誉所长，全国名老中医王翘楚传承工作室专家。1993年起享受国务院特殊津贴，并荣获证书，获原卫生部从事医政工作30年荣誉证书。2001年获上海市人民政府科技进步奖1项。2003年、2004年花丹安神合剂、花生枝叶药材标准研究分别获上海市科学技术委员会科技成果证书，2004年、2006年、2011年分别获国家知识产权局发明专利证书3个。

前　言

"中医药学是一个伟大宝库，应当努力发掘，加以提高"！这是毛泽东同志对中医药学作出的最高评价和决策。那么如何发掘整理提高中医药学，本人认为结合现代科学技术和方法是必不可少的。

本人从事中医工作60多年，初期对于中医药如何继承创新和发展很是迷茫，总觉得中医药确实能治好不少西医药所不能治好的病，但又觉得犹如茶壶里的汤团，有东西倒不出来，究竟怎样才能把茶壶里的汤团倒出来，使它能够推广应用呢？近50多年来本人坚持以临床为基础，以科研为先导，以中医理论为指导，运用现代科学技术手段（包括现代医学）发掘、整理、研究中医药，并取得了一定的成效。本人于20世纪50年代首创复方红藤煎剂治疗阑尾脓肿、阑尾炎，1958年至80年代后期在原上海市卫生局从事中医、中西医结合科研管理工作，曾扶植、支持、指导了针刺麻醉、肾本质、活血化瘀、脉象仪、舌诊仪、练功十八法、脉管病等课题研究，取得的成果在全国均处于领先地位。同时也深刻体会到"管理也是一门科学"，通过管理科学的实践，本人首创了中医药成果"三性"等权和计划课题"四性"评审法，以及如何总结名老中医经验、如何用量化方法来评审其经验性的成果和奖励，从而使中医药科研有了一套科学管理方法。本人据此主编了《中医科技管理学》一书，并受到国内外专家、学者的好评。

90年代初，本人以中医"天人相应"理论为指导，借1 000元起步，以"解剖一个麻雀"的方法来到上海市中医医院，组织临床多学科参与，对落花生枝叶治疗失眠症(不寐病)从生药、药化、药理、制剂工艺和文献等进行了系统研究，从而开发出落花安神合剂和颗粒、花丹安神合剂、解郁Ⅱ号等制剂，并获得了较好的临床疗效和经济、社会效益。同时本人以科研课题研究带动新学科的建设，于90年代初期在上海市中医医院成立中医失眠症专科，随着不断地发展，2010年9月被国家中医药管理局批准为全国名老中医传承工作室建设项目之一和全国中医优势学科(中医睡眠疾病专科)。并受国家中医药管理局、中华中医药学会委托编写了《失眠症中医诊疗指南》、《抑郁症和焦虑症临床诊疗方案和临床路径》以及《失眠症"治未病"康复预防十二讲》等，同时也为失眠症的治疗积累了很多可贵的临床经验。

转眼本人已经87岁了，作为一名深有心得的中医药工作者，最重要的体会就是遵循毛泽东同志对中医药的科学评价和决策，坚持实践，60多年如一日，终于取得成功。今特总结经验，编著此书，供同道们和后学者参考，并给予批评指正。

王翘楚

2013年10月26日

目　录

医 话 集 锦

科研选题与设计方法

------------ 下篇　医 案 实 录 ------------

上篇 医事传略

跟师侍诊　医术渐成

　　1927年2月笔者出生于一个农民家庭,略懂事时正值日本侵略中国之时,从私塾—小学—中学的学习和生活过程中,亲眼所见均为"大东亚共荣圈"、"和平救国"的标语,深感"亡国奴之苦",读书深造无路,救国无门,"中国向何处去?"个人前途也十分渺茫。1944年2月~1947年2月,有幸师从当时江苏南通地区名医陈树森(上海孟河学派马寿民弟子)习医,从此走上了医学生涯。

　　回顾三年跟师传承学医经历,记忆犹新。每日清晨5点起床,即在老师住所门外菜园路边朗读中医古典著作,从《内经》、《本草从新》开始,继则《伤寒论》、《金匮要略》、《温病条辨》、《温病经纬》、《医宗金鉴》等,均需熟读背诵。6~7点打扫诊所卫生,整理好老师用笔和处方以及外用药品等,然后抓紧时间吃早饭。8点准时接待患者就诊,跟从老师抄方侍诊,渐渐学会量血压、针灸、外科换药、静脉注射等。当夜间患者家属求诊时,常常跟随老师及时出诊。我国1944年春爆发流行性脑脊髓膜炎,1945年夏又流行霍乱,门诊、夜间急诊均很多,非常忙碌,只有阴雨天才能休息一会,但也需忙着整理药材饮片、碾药、做丸药或摊膏药。就这样跟师两年后,老师就允许笔者试着诊治患者,老师只作点评,第三年笔者就可以单独诊疗患者了。通过学习笔者深感跟师虽然艰苦,但收获很大。1947年2月笔者回到家乡(曲塘镇南乡)开业行医,就诊患者很多,一时闻名乡里。1947年3月,老师回上海行医,特地委托他父亲从上海做好一个匾牌送到笔者家,上面写着"孟河马寿民传人陈树森弟子王翘楚中医师诊所",并把匾挂起来,笔者深深感到老师的关心和鼓励,给笔者今后做一位良医给予极大鞭策。

　　1947年9月~1952年,笔者先后在昆山、上海徐汇区番禺路开业行医,于1948年9月获得国民政府中央考试院中医师考试合格证书,取得中医师资格。在昆山小西门外小石桥开业期间,笔者诊治了很多急、慢性血吸虫病患者。当时该地区血吸虫病肆虐,很多农民贫苦交加,让笔者深感一名医生治病救人的使命感。但当时又只能对症治疗,无根治方法。1952年9月在上海开业期间,在徐汇区带头组织徐汇区第二联合诊所,并任所长和内科中医师,同时,考取原上海市卫生局举办的医学进修班(中学西)。1954年4月毕业,1955年分配去上海市第六人民医院分院(后改名徐汇医院),专治血吸虫病并先后任外科住院医师、中医科主治医师。笔者从一名农村开业中医师，经过政府专业培养到国家医疗机构工作，深切体会到机会是来之不易，需要认真学习和工作，特别是学习了毛泽东的《矛盾论》、《实践论》、《人的正确思想从哪里来》、《正确处理人民内部矛盾》以及恩格斯的《自然辩证法》等辩证唯物主义的哲学著作，收获颇大，使笔者树立了正确的人生观和世界观，逐步建立了科学思维方法。另笔者创复方红藤煎剂治疗急性阑尾脓肿和阑尾炎，取得较好疗效，发表了论文，并被上海市第六人民医院总院周永昌主治医师重复使用和推广。1956年笔者被评为该院先进工作者，并被吸收加入中国共产党，1957年又被评为上海市卫生系统先进工作者。1958年9月调至原上海市卫生局中医处、科研处工作，任副科长。1956~1958年，笔者先后发表了7篇论文，并与诸葛文副主任医师合作编写了《针灸治疗血吸虫病锑剂治疗反应》。1958年笔者调到原上海市卫生局工作时，作为一名医生，对管理方面的工作没有任何经验，情绪较大，认为党和政府培养了医生，怎么去做医政管理，丢掉临床业务实在可惜。一次原卫生局全体机关工作人员大会上，局领导不点名批评说："有两名从基层调来的医生，不安心工作！"当时笔者感触颇深。事后反省自己："党如此信任我，要我来做中医中药的科研管理工作，虽然没有前人经验，也没有国外经验可资借鉴，但是我应该更努力地做好这个工作"所以决心到管理实践中去学习，向原卫生局的老同志学习，到基层向专家和科研人员学习。当时，主管中医科研的副局长杜大公同志特别亲切地教育笔者及其同事们要经常深入基层调查研究，调查就是向专家学习的最好机会。笔者遵循这个要求去做，逐渐认识到在卫生部门做中医、中西医结合科研管理工作的光荣感和责任感，中医科研管理虽然没有前人和国外的经验可以借鉴，但根据毛泽东"人的正确思想从哪里来"、恩格斯的自然辩证法哲学原理，只要敢于实践和善于创新，还是可以逐步掌握中医、中西医结合科研管理工作规律，形成一套中医、中西医结合科研管理思路和方法的。在这个思想指导下，笔者反复认真学习毛泽东关于"接见音乐工作者的谈话"，认识到我们可以应用现代科学技术研究中医药。1958年，毛泽东同志对全国西医学习中医班作出批示："中国医药学是一个伟大宝库，应当努力发掘，加以提高"，在此鼓舞下，笔者边学习，边实践，坚持每天下基层调查研究和推动工作，先后进行的肾本质、阴虚阳虚模型、针刺麻醉、活血化瘀、舌诊脉象仪、肿瘤、练功十八法等研究均获得成功，不但深受基层医院、科研机构的专家和科研人员欢迎，而且自己收获也很大，逐步体会到"管理也是一门科学"。笔者在中医、中西医结合科研管理方面摸索出一套符合我国中医药发展的管理方法，边实践，边总结，先后发表了首创中医科研成果"三性"等评审法和课题"四性"评审法、老中医经验评审法、浅谈中医临床科研选题与设计方法、针刺麻醉临床研究思路与方法等，并主编《上海老中医经验选编》、《中西医结合临床研究技术资料汇编》等专著。笔者用实践检验证明管理的确是一门科学。

科研管理　齐头并进

1985~1990年笔者任上海市中医文献馆馆长和上海市中医药情报研究所所长，为总结中医科研管理经验提供了良好条件。在此期间，笔者首先明确中医文献馆办馆方向，加强文献馆内涵建设，成立文献情报研究室、老中医经验整理研究室、政策管理研究室和《杏苑》编辑室，并加强老中医门诊建设，要求文献研究人员必须联系临床实际，研究整理古今文献，强调文献情报必须为临床和科研服务。笔者的上述指导思想受到国家原卫生部、国家中医药管理局和上海市原卫生局的重视和支持，先后举办全国中医医院院长学习班，全国科研管理干部学习班，老中医经验研究班、DME与中医科研方法学习班等，先后为全国培养科研干部和人员200余人。同时，认真总结中医科研管理工作经验，发表了《从针麻研究得到的启示》、《活血化瘀研究的思路与方法》、《大黄研究的思路与方法》等，并主编《中医科技管理学》（大专院校试用教材）、《中医药研究方法》、《医林春秋——上海市中西医结合发展史》，组织指导研究人员编写《中国针刺麻醉发展史》，并任主审。1988年上海甲型肝炎大流行时，发现萱草花有治疗肝炎型黄疸合并失眠的作用，继而根据衡阳会议精神，原崔月梨部长提出"以中医理论指导临床科研"的要求，参考《本草纲目》记载合欢树叶具有"昼开夜合"之特性，李时珍取合欢皮、花入药的成功经验，从而由此及彼，触类旁通，联想到花生叶具有"昼开夜合"之特性，即以中医"天人相应"理论指导提出花生叶"昼开夜合"可能与人体"入夜则寐，入昼则寤"有共同促睡眠物质基础的假说，并以1 000元起步，开展此项课题研究。

1991~2012年，笔者以"解剖麻雀"的方法，带着花生枝叶治疗失眠症和金萱冲剂治疗肝炎型黄疸伴失眠症课题来到上海市中医医院继续开展此二项研究工作。重点对花生枝叶制剂治疗失眠症从生药、药化、药理等方面进行了系统研究，并得到上海市科学技术委员会和原上海市卫生局的支持，资助花生枝叶治疗失眠症制剂工艺、临床验证和花丹安神合剂治疗失眠症的临床和新药开发研究。单味花生枝叶制剂治疗失眠症临床验证、花丹安神合剂治疗失眠症Ⅱ期、Ⅲ期临床研究，均证明这两种制剂临床使用有效、安全，可推广应用。在此期间笔者先后带领专家和学生多次到花生枝叶定点产地调查研究、采集样本、品种鉴定、水土调查、指导加工包装储藏等，并同生药、药化、药理专家一起参加药学实验研究工作，下药厂车间检查指导工作，使花生枝叶制剂和花丹安神合剂治疗失眠症的研究终于取得成功。先后获得上海市人民政府科技进步三等奖一项，成果证书三项，发明专利三项，转让一项并获得400万元报酬。目前花丹安神合剂正在向国家食品药品监督管理局申报新药证书和产品证书。在此期间上海市中医医院领导为嘉奖王翘楚课题组的上述研究工作,于2005年特奖励王翘楚课题组27万元,其中课题组长王翘楚获奖13.5万元。由此,笔者万分感激,特再以该奖励为基础,成立了"王翘楚中医药科研幼苗基金",7年来,先后奖励优秀论文62篇,优秀集体2个,新继承人8名,研修人员优秀个人9人,参编、主编、主审著作12部。最后,笔者的体会是:"科研征途无捷径,只有面对黎明前的黑暗,才能看到黎明前的曙光,迎来早晨八九点钟的太阳"。承前启后,乐在其中。

创建新学科　培育未来人

以科研课题研究带动新学科建设是笔者这20多年来又一重要体会。笔者在领导一支科研队伍和带教学生在临床应用和科研实践中,创建了中医失眠症(睡眠疾病)新学科。20年多来我们从零起步,从无到有,首先在上海市中医医院成立中医失眠症专科,对外开放专科门诊,随着就诊患者的逐年增长,1995年被原上海市卫生局批准成立中医失眠症医疗协作中心,2005年成立中医睡眠疾病研究所,2006年被原上海市卫生局批准成立上海市中医睡眠疾病优势专科,2010年通过专家验收。2008年中国科协民政部和中国睡眠研究会批准我们成立中国睡眠研究会中医睡眠医学专业委员会,挂靠在上海市中医医院,笔者任名誉主任。2006年9月,笔者被中国睡眠研究会聘任为该理事会顾问,2008年,被中国医师协会睡眠科学专家委员会聘为顾问。2010年9月被国家中医药管理局批准设立全国181名老中医传承工作室建设项目之一,同时,中医睡眠优势专科被批准为全国中医优势学科——中医睡眠疾病专科、继续教育基地。至2012年12月,笔者为宁夏、辽宁沈阳、安徽阜阳、云南、湖南、浙江等省市和地区中医院、综合性医院以及中国台湾地区,日本、韩国、新加坡等国家,带教研修医生34人(其中教授1人,博士2人)。最近,又以上海中医药大学王翘楚老中医工作室名义为本市三级、二级医院(东方医院、第五人民医院、普陀区人民医院、市中西医结合医院和东方中西医结合门诊部)带教新继承人6名,本院带教主治医师2名(1名在读博士)。另还为徐建、许良两位主任医师协助带教硕士生3人。现中医睡眠疾病专科年门诊量达26 000多人次。并从1993年起开展了中医失眠症(睡眠疾病)规范化研究,通过临床总结形成《上海市中医失眠症临床诊疗方案》和《失眠症临床质量标准》(2003、2008、2009、2010年版),并受国家中医药管理局、中华中医药学会委托编写《失眠症中医诊疗指南》、《抑郁症和焦虑症临床诊疗方案和临床路径》以及《失眠症"治未病"康复预防十二讲》等。同时,笔者也获得了诸多荣誉证书,2003年10月获国务院颁发的政府特殊津贴和荣誉证书、原国家卫生部从事医政管理三十年授予荣誉证书。1997年1月被确立为第二批全国老中医药专家经验继承班指导老师,2000年12月

31日获得国家人事部、卫生部、国家中医药管理局荣誉证书,2002年4月被确定为第三批全国老中医药专家经验继承班指导老师,2007年9月获得国家二部一局荣誉证书,同年4月获得国家中医药管理局颁发的全国老中医药学术经验继承工作优秀指导老师称号,颁发荣誉证书。此外,1996年12月获上海市人事局、原卫生局、医药管理局为培养中医药人才做出贡献的荣誉证书,2010年12月又被评为上海市老中医药专家学术经验传承高级研修班指导老师,并于2010年9月被中国医师协会授予终生成就奖。1995年被评为上海市名中医,2003年上海市中医医院成立了王翘楚老中医工作室,2006年12月获得上海中医药大学附属市中医医院终身教授荣誉称号。同时,上海中医药大学、原上海市卫生局先后成立王翘楚名老中医工作室,2010年9月国家中医药管理局批准成立全国名老中医王翘楚传承工作室,并发表论文《中医临床科研之我见》、《落花生枝叶治疗失眠症临床研究思路与设计方法》等7篇。

66年来,笔者的成长之路可以总结如下:① 老师引入门,成才靠个人;② 学习唯物辩证法,指导中医药科研研究;③ 管理也是一门科学,关键在于思维创新;④ 总结中医科研经验,培养管理人才;⑤ "解剖一个麻雀",终于取得成功;⑥ 创建中医睡眠疾病新学科,培养中医后继人才。

中篇 医论撷英

❀ 学 术 思 想 ❀

崇尚"天人相应"和"人与天地同纪"的思想

"天人相应"是《易经》"天人合一"思想在医学上的应用,《素问·阴阳应象大论》第五篇:"阳阳者,天地之道也。万物之纲纪,变化之父母,生杀之本始,神明之府也。治病必求其本。"提示天地有阴阳在运动,人体亦有阴阳之气在运动,人与自然界阴阳之气的运动是同步的、不可分离的。如果人体有病,首当辨其阳阳虚实,才能治其本。《素问·金匮真言论》第四篇:"阴中有阴,阳中有阳。平旦至日中,天之阳,阳中之阳也;日中至黄昏,天之阳,阳中之阴也;黄昏(合夜)至鸡鸣,天之阴,阴中之阴也;鸡鸣至平旦,天之阴,阴中之阳也。故人亦应之。"前人进一步强调自然界的阴阳运动,消长规律,其人亦与之相应。如人体违反了自然界阴阳消长规律,就会百病丛生。"顺之则生,逆之则害"。《素问·生气通天论》曰:"故阳气者,一日而主外,平旦人气生,日中而阳气隆,日西而阳气已虚,气门乃闭。"即人体的阳气在早晨开始生发,中午最隆盛,下午逐渐减弱。故人体"入昼则瘖,入夜则寐。"《灵枢·营卫生会》第十八篇:"人受气于谷,谷入于胃,以传于肺,五脏六腑,皆以受气,其清者为营,浊者为卫,营在脉中,卫在脉外,营周不休,五十而复大会,阴阳相贯,如环无端。卫气行于阴二十五度,行于阳二十五度,分为昼夜,故气至阳而起,至阴而止。故曰日中而阳陇为重阳,夜半而阴陇为重阴。故太阴主内,太阳主外,各行二十五度,分为昼夜,夜半为阴陇,夜半后而为阴衰,平旦阴尽而阳受气矣。日中而阳陇,日西而阳衰,日入阳尽而阴受气矣。夜半而大会,万民皆卧。命曰合阴,平旦阴尽而阳受气,如是无已,与天地同纪。"文中更清晰地揭示人与天地之间阴阳之气运行是同步的,不能分离,且人身之卫气运行与地球—太阳—月亮之间的运行是一致的,且每昼夜是不等的。一昼夜是这样不等,故有春夏秋冬,这与当今国外昼夜节律生物钟研究是不约而同的,但却更精辟,更高一层次。可见,我们的祖先在2 000多年前就揭示了自然界阴阳消长、卫气运行与人体同步一致的理论。如今,我们对睡眠的研究当首先学习继承好这一精辟理论思想,用之于临床指导睡眠疾病的临床诊疗和康复预防的研究至关重要。《素问·上古天真论》第一篇:"上古之人,其知道者,法于阴阳,和于术数,食饮有节,起居有常,不妄作劳,故能形与神俱,而尽终其天年,度百岁乃去。今时之人不然也,以酒为浆,以妄为常,醉以入房,以欲竭其精,以耗散其真,不知持满,不时御神,务快其心,逆于生乐,起居无节,故半百而衰也。"前人进一步告诫人们要尊重自然界阴阳消长规律,食饮有节,起居有常,不妄作劳,才能形与神俱,度百岁乃去。当今之人则不然也,以酒为浆,以妄为常,醉以入房——务快其心,逆于生乐,起居无节,故半百而衰也。笔者认为前人这一段教导,非常适合于当今不少老板等中青年人。

他们吸烟和喝酒多,应酬多,晚睡多(凌晨1~3点才睡觉),丢掉了睡眠最佳时间(晚上10点至凌晨3点),尽管有些老板早上9~10点钟才起床,自认为睡眠总时间够了,但实际天亮了,自然界阳气上升,虽然仍在睡觉,但质量很差,而且日夜颠倒,时间久了也会失眠。晚上入睡难,再加早醒,醒后不能再入睡,或者多梦纷纭到天亮,总睡眠时间只有2~3小时或3~4小时,加上白天精神过劳,这样就必然百病丛生。故笔者认为当今青中年老板和有些干部应当引以为戒,医务工作者应大力宣传中医学的这一理论指导,使更多的人能把前人的这些教导作为防治当今慢性疾病的武器。如温州市某老板原来身体很好,因长期于凌晨2~3点钟才睡觉,早上9~10点钟才起床,白天头昏脑涨,记忆力减退,心烦不安,易怒。经上述指导和医嘱,并在其夫人监督下,晚上于10点钟上床,早上6~7点钟起床,同时服用平肝活血安神中药,果收良效。3个月后再来复诊,患者诉:现在睡眠已恢复正常,白天精神转振,患者及其家属都十分高兴。

提出"脑主神明,肝主情志,心主血脉"新观点

中医经典著作中,有很多理论是非常正确的,对当今医学临床和科研具有重大指导意义,我们应该高度重视如何继承创新和促进发展。但有些理论在当时是有一定依据和道理的,随着科学技术的实践和发展,已越来越表现出它必须在继承基础上再有所创新,才能符合实践的需要。如《素问·灵兰秘典论》第八篇中,关于心的记载"黄帝问岐伯曰:愿闻十二脏之相使,贵贱如何?岐伯对曰:心者,君主之官,神明出焉。肺者,相傅之官,治节出焉。肝者,将军之官,谋虑出焉。胆者,中正之官,决断出焉。膻中者,臣使之官,喜乐出焉。脾胃者,仓廪之官,五味出焉。大肠者,传道之官,变化出焉。小肠者,受盛之官,化物出焉。肾者,作强之官,伎巧出焉。三焦者,决渎之官,水道出焉。膀胱者,州都之官,津液藏焉,气化则能出焉。凡此十二官者,不得相失也。"而在《素问·五脏别论》第十一篇,则指出"脑、髓、骨、脉、胆、女子胞,此六者、地气之所生也,皆藏于阴而象于地,故藏而不泻,名曰奇恒之府",此处把脑明确地列入"奇恒之府",与髓、骨、脉、胆、女子胞等器官一样。

二千多年来，历代医家相传，都以此为据，心是统治五脏六腑的中枢，而脑只是同髓、骨、脉、女子胞等一样属"奇恒之府"。因此，长期以来，脑在中医界始终放在次要地位，很少有人去深入研究它。随着近现代科学技术的发展，特别是现代解剖生理学、生命科学、脑科学的发展，人们开始重视对脑科学的研究，中医界也有一些同道开始重视对脑科学的临床和科研实践的指导意义。其实在《内经》记载中，对脑的重要性也早就有所认识，如《素问·脉要精微论》第十七篇"头者精明之府，头倾视深，精神将夺矣。"后世不少医家如隋代杨上善，明代李时珍也都提到，脑为元神之府，直到清代王清任则更明确提出"人之记性在脑，而不是在心"。王清任不愧是一位中医理论上敢于创新者，是值得当今人效法的名医。笔者20多年来，在临床和科研实践中，始终把脑放在中枢地位来认识，脑主神明（即人体的精神意识）统管五脏六腑功能活动，它的功能大部分表现于肝的功能，如肝主情志，调气机，喜疏泄等，都是脑的生理病理功能表现。还有一部分临床上常与心的功能活动表现一致，如心慌，心悸，胸闷不安，而心脏并无实质性病变。所以，从肝、从心论治的方药常都会有效，实际都对调节脑的生理病理功能活动起到的作用。但从现代解剖生理学来看，心脏主要主血脉，在脑和植物神经系统的调节下，它对全身血脉的调节是主要的。因此，笔者提出"脑主神明，肝主情志，心主血脉"的观点，并用此理论指导临床和科研实践，确实取得了较好效果，发现失眠症在临床表现上多与肝的生理功能有关，常因情志不悦、精神过劳或惊吓等精神心理因素而诱发，再波及其他脏腑，引起功能紊乱或旧恙复发，临床症状、证候复杂多样。如波及心脏，则表现为失眠、胸闷、心慌不安、早搏、心律不齐等，但心电图检查常无实质性病变。如波及胃者，常引起胃病旧病复发，临床常见失眠伴胃脘嘈杂或胃痛等症状。如波及脾者，常表现肠功能紊乱，失眠伴便溏或腹泻，一日数次不等，而大便检验阴性，西医常诊断为肠易激综合征。引起这些症状、证候的主要原因，实源于脑的正常生理功能受到干扰，而首先表现于"肝"，再波及其他脏腑功能紊乱或旧疾复发，故立从肝论治，辨证立法处方用药，以治"肝"为先，实质即治脑为先，同时顾及其他相关脏腑病变。实践证明比我们过去从心论治立法处方用药的疗效确有所提高。这是我们从临床实践中提出"脑主神明，肝主情志，心主血脉"具体应用的体会。

由失眠症五大发病因素示意图（图1）可知人的体质因素是基础，精神因素是诱发，疾病因素互为因果，药物因素是内干扰，环境因素是外干扰。

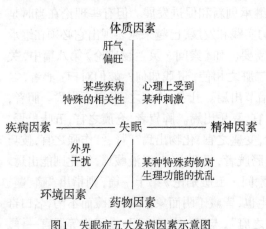

图1　失眠症五大发病因素示意图

创"五脏皆有不寐"理论和"从肝论治"法

1."五脏皆有不寐"和"从肝论治"法

不寐,古籍文献记载多以心主神明为中心,而涉及肝、脾、肾相关脏腑。临床辨证常因心不藏神,则神不守舍而致不寐;或因心神不安而致肝郁化火,或因心血不足,脾不统血或运化失司,则表现心脾两虚;或因心火过旺,肾水不足,致水不济火,出现心肾不交。历代文献尚未见记载因心神不安而波及肺的证候表现,也无这一方面基本方药。我们从临床实践中发现常因感冒热退后,未能很好休息或因情志不悦而致呛咳无痰,数月不愈,并夜难入眠,或早醒,烦热阵作,临床表现既有外感余邪未清,又有肝郁阳亢化火,反侮肺金,致肺失清肃,则呛咳不已,经久不愈。这些病症服宣肺清热或滋阴润肺之剂常不见效。我们根据上述病因病机分析,采用平肝解郁活血安神兼清余邪之剂多收良效。故在临床辨证中提出"五脏皆有不寐"的新观点,并形成以肝为中心而波及其他脏腑引起不寐的病因病机和五脏不寐证候分型论治方案。如肝病(肝炎、肝硬化)患者在发病之后,由于情志不悦而兼不寐者多见,则按肝病不寐论治;胃病(慢性胃炎、胃溃疡、十二指肠炎等)患者,常因"胃不和则卧不安"或"寐不安则胃不和",则按胃病不寐论治;脾虚(慢性肠炎、肠易激综合征等慢性腹泻)患者,常因腹泻早醒,或早醒腹泻,互为因果,则按脾虚不寐论治;心病(冠心病、心肌炎、心律不齐等)患者,常因情志不悦或精神过劳,或感冒后复发、胸闷、心慌、心悸、期前收缩(早搏)、心动过速等,并发严重失眠,则按心病不寐论治;肾虚(女性尿道综合征、更年期综合征)患者,腰酸乏力,尿频、尿急或失控,尿常规(-),或于绝经前后出现时烘热、自汗、心烦易怒,面色少华、眼下灰黯色斑,常并发严重失眠者,则按肾病不寐论治;肺病(燥咳)患者,常因感冒后未能适当休息和治疗,再加情志不悦或精神过劳,而致呛咳阵作,并严重失眠,缠绵数月不愈者,则按肺病不寐论治。其基本方药均以平肝、疏肝、清肝或养肝为主药,再按不同脏腑疾病兼证加减应用,立法清晰,方法简便,重复性好,有利于规范和学习推广应用。

2.临床辨证论治方案

根据"脑主神明,肝主情志,心主血脉"的生理特点,失眠症多因情志不悦而发病,其病因实源于脑,表现于肝,而波及其他脏腑。再结合临床症状、证候特点与"六多六少"的表现,即精神亢奋者多,精神衰弱者少;气血旺盛者多,气血虚弱者少;无外邪感染者多,有外邪感染者少;中壮年人较多,老年人较少;因精神情志因素合并其他躯体疾病或精神疾病者多,单纯因体质因素先天不足,无其他夹杂疾病者少;中医辨证实证者多,虚证者少。从肝论治法是以肝为中心,旁及他脏的一种治法,根据临床所见脏腑病变,多与不寐先后出现,且相互影响,互为因果,其证治当分清主次,从病中求证,证中求病,病证结合,统一论治。

(1)肝病不寐:肝亢不寐,多为单纯性失眠症。主要因精神心理因素引起,连续1个月以上不能自然恢复正常睡眠,临床表现如入睡困难或早醒,或中间间断多醒多梦,甚则通宵难眠等特征,属肝阳偏亢的一种表现。可从肝论治,基本方即桑叶、菊花、天麻、钩藤、柴胡、龙骨、牡蛎、郁金、石菖蒲、焦山栀、白芍、丹参、合欢皮等加减应用,或单用落花安神口服液,临睡前服2支。一般轻、中度失眠症可获良效。如属重度单纯性失眠症,采用上述桑叶、菊花、天麻、钩藤等基本方,再配合应用落花安神口服液,可增强疗效,相得益彰。

肝病不寐,主要由于患者在患肝病期间有精神心理因素参与,精神紧张,情志不畅,多思多虑引起。多见于急慢性肝炎、肝硬化患者。有急性肝炎或慢性肝炎、肝硬化的临床症状和体征。肝功能异常或乙肝五项阳性。B超示:慢性肝病或肝硬化等。患者在某一阶段常并发严重失眠,以失眠为主症前来就诊,按肝病不寐证治。

急性肝炎或慢性肝炎活动期,有肝功能异常,ALT增高,胆红素升高者,当以清肝或疏肝利胆,或养肝健脾,活血安神为主治之。常用柴胡、牡蛎、龙骨、天麻、钩藤、郁金、石菖蒲、赤芍、白芍、丹参、合欢皮等为基本方,酌情加减。

清肝利胆:垂盆草、白花蛇舌草、蒲公英、焦山栀、茵陈等。

疏肝和胃:旋覆花、代赭石、延胡索、苏梗、八月札、蒲公英等。

养肝健脾:制首乌、山茱萸、枸杞子、女贞子、黄芪、党参、白术、茯苓等。

(2)脾虚不寐:主要由于脾胃虚弱,长期患慢性结肠炎或肠易激综合征,反复不愈,常因精神过劳或情志不悦而同时合并严重失眠。临床表现以慢性腹泻为特征,一日2~3次,或4~5次不等,便时有腹痛,或无腹痛,大便稀薄,或呈不消化状,无脓血。病情时好时差,反复发作不愈,大便化验(-),直肠镜检查:慢性结肠炎。失眠症状表现夜眠不安,多梦易醒或早醒,醒后不能再入睡,一夜睡2~3小时,甚则通宵难寐。此按脾虚不寐论治,常以川中基本方加减川连、木香、白豆蔻、党参、白术、茯苓、甘草。如瘀热较重者,则改用红藤、紫花地丁、北秦皮、焦山楂等;属虚寒者,则用干姜、厚朴等。

(3)胃病不寐:主要是患胃病(慢性胃炎、胃溃疡、十指肠炎或胃下垂等)者,常因情志不悦或精神紧张、过劳而引起失眠,以致胃病复发,又加重失眠,互相影响而发病。临床上表现严重失眠,精神抑郁或焦虑,同时有胃脘胀闷不适,或胀痛或嘈杂、泛酸或嗳气频作。常用平肝或疏肝和胃之剂。脘胀不适,以川中基本方加减党参、苍术、白术、枳壳或八月札。嗳气频作则加旋覆花、代赭石、苏梗、佛手等;胃嘈杂或泛酸,改加煅瓦楞子、乌贼骨等;苔黄腻,则加蒲公英、白花蛇舌草、川连等;脘痛则改加延胡索、台乌药、制香附之类;大便溏薄,加木香、焦山楂；纳呆加生麦芽。

（4）肾虚不寐：主要由于肾气亏虚，三焦气化失司，膀胱通调水道不利，而致尿频、尿急或失控，同时并伴有严重失眠，心烦不安等。多见于40岁以上妇女，再加情志不悦而诱发。西医诊断女性尿道综合征。病因尚未清楚。临床主要表现见尿频、尿急不爽，甚则失禁。一夜3~4次，或7~8次，白天亦多次，常不敢外出，有时半途尿急、尿频、遗尿。小便色淡黄，尿常规（－）。腰酸乏力，或合并脚跟痛，睡不安寐，中间间断多醒，一夜睡2~3小时。常合并心烦不安，情绪抑郁。采用平肝解郁补肾安神法，以川中基本方加黄芪、菟丝子、金樱子、芡实、补骨脂之类。绝经前后，月经紊乱，量少，或经停数月不至，时烘热升火，自汗，而眶下灰黯色斑，心烦易怒，或紧张不安等，并严重失眠者，则以上述基本方加仙灵脾、地骨皮、山茱萸、当归、生地、熟地、知母等。

（5）肺病不寐：多见于春秋二季，素禀肝木偏旺之体，屡因感冒以后，未能及时调治和休息，或因情志不悦、精神过劳，而致肝阳上亢，或肝郁化火，木旺侮金，肺失肃降，耗伤肺阴，致呛咳无痰，夜卧难寐。临床表现主要为呛咳阵作，时而升火，辄夜为甚。重则咳嗽而引激胸闷胀痛，心烦不安，急躁易怒，口干咽燥，大便偏干或便秘，数日一行。常并彻夜难寐，或仅睡2~3小时。听诊：心肺无异常，肺部透视（－）。证属肝郁化火，耗伤肺阴。以川中基本方加桑叶、菊花、银花、连翘、焦山栀、麦冬、北沙参、生地、知母等。并胸闷胀痛改加旋覆花、代赭石，或延胡索、金铃子之类；呛咳甚加炙百部、款冬花、桑白皮等；虚热甚加地骨皮。

（6）心病不寐：多见于冠心病、心肌炎、心动过速或频发早搏患者，常并严重失眠。主要由于肝郁犯心，心血瘀阻，或心气不足引起。临床表现常有冠心病、心肌炎或心律不齐病史，近因感冒后，或因情志不悦，精神过劳旧病复发，且并发严重失眠，一夜睡2~3小时，甚则通宵不眠。白天胸闷心悸或隐痛不适，心烦不安，急躁易怒，口干苦，苔黄少津，舌质黯红，脉细弦或数，有结代。辨证多属肝郁瘀阻，心气不足，治以平肝或疏肝解郁，通痹益气，活血安神，以川中基本方加减，淮小麦、甘草、苦参、全瓜蒌、薤白头、黄芪、党参、五味子、葛根、川芎、桃仁、红花、远志、灯心等。

（7）肝郁化火（化风）不寐：肝郁化火（化风）不寐有二种，一种是素禀阴虚之体，常因情志不悦或精神过劳，引发不寐，其临床表现多见夜寐不安，急躁易怒，面时升火，手足心热，大便干结，口干舌燥，苔薄黄，舌红，脉细弦微数等。证属肝郁化火，常用平肝解郁滋阴降火之剂，如柴胡、龙骨、牡蛎、桑叶、菊花、天麻、钩藤、地骨皮、生地、知母、赤芍、白芍等。一种多见于患失眠症后，服用大量安眠药或其他抗抑郁、精神类药物，临床上常见患者情志抑郁，面容呆滞，手足颤抖或周身肌肉不固定跳动等症状，一派肝亢或肝郁化风之象。常用淮小麦、甘草、苦参、净蝉蜕、僵蚕、柴胡、龙骨、牡蛎、天麻、钩藤、赤芍、白芍、丹参之类。

（8）肝郁瘀阻不寐：多见于心脑血管病或慢性肝病患者，再加情志不悦而诱发不寐，多见夜寐早醒，醒后多思难寐，白天精神郁闷，面色灰黯或眶下黑斑，舌紫黯或绛红，或有瘀点等。证属肝郁瘀阻，当以平肝解郁基本方加重应用赤芍、白芍、川芎、丹参、桃仁、红花、黄芪等活血益气之品。

失眠症"治未病"康复预防十二讲

前人云"上工治未病，不治已病"是说一位高明的医生不仅应该有治已病的本领，而且应该重视病后康复和未病先防的本领。从中医防治疾病的这个基本观点出发，我们来谈谈失眠、焦虑、抑郁症如何康复、预防。

第一讲
尊重自然，合理作息，早睡早起，有益健康

人类的生存有两个环境，一个是自然环境，一个是社会环境。人类离不开自然环境，也离不开社会环境，因此人类必须尊重自然环境和社会环境才能生存得好。这里首先讲如何尊重自然环境的问题。自然界阴阳消长，昼夜节律，春夏秋冬，风寒暑湿燥火之变，这些变化是客观存在的，任何人都离不开这些变化而孤立地生存下去。

人类必须了解它，认识它，尊重它的特点和规律，适应它和改造它。但改造它是有限的，而且是不断发展变化的，不是一劳永逸的。因此说，人类必须首先适应它，这是主要的，在适应中不断提高改造它的能力，这才是人类生存之道。那么怎么尊重自然环境呢？

人类学习、工作、劳动必须遵循自然界阴阳消长规律，日出而作，日落而息，而不是日出而息，日落而作，违反自然界阴阳消长规律，时间日久，必然疾病丛生。

所以我们提出人类必须合理作息，日出而作，日落而息，这就符合自然规律之理。为什么要"早睡早起"呢？这是合理作息的一条原则。即要做到尊重自然，合理作息，必须早睡早起，才能符合自然界阴阳消长规律。

《内经》记载有"春三月，此谓发陈……夜卧早起……夏三月，此谓蕃秀……夜卧早起……秋三月，此谓容平，早卧早起……冬三月，此谓闭藏……早卧晚起。"就是说，四季阴阳消长不同，人类睡眠时间根据"早睡早起"这个原则，也必须有所出入和机动以顺其自然界阴阳消长规律的变化而同步一致。

从现代社会生产力来看，如何贯彻"早睡早起"的原则？我们研究认为一般睡眠时间以晚上9~10点至早上5~6点为正常睡眠时间，一夜睡7~8小时，不得少于6

小时。只有这样尊重自然界阴阳消长规律,才能符合人类的生理规律。人类才能健康长寿。这就叫作"法于阴阳,和于术数……度百岁乃去"。

第二讲
关爱社会,共生共存,人人为我,我为人人

上面说过,人类生存在地球上从来就是两个环境,一个是自然环境,一个是社会环境。这里再讲人类生存的社会环境。古往今来,国内国外,有不同的社会制度,都有各种不同的社会矛盾存在,有个人与个人之间、个人与家庭、单位之间、个人与集体(团队)、国家之间都不可避免有各种各样的矛盾。

这是客观存在的,任何人都离不开这些矛盾而孤立地一个人生存下去,这是绝对不可能的,也是绝对没有的。所以说,人类必须关爱社会,关爱自己的国家,关爱自己的单位、团队(集体)和家庭。为什么呢? 因为人类社会就是一个大家庭,"全球是一家,人类是兄弟"。

人类生存在这个大家庭里,个人与个人之间,个人与团队(集体)、单位之间都是共生共存的,没有个人就没有家庭,没有集体(团队)的存在。因为家庭、集体(团队)是由多个个人组成的,他们之间在任何时候都是共生共存的。

只想着个人,不考虑他人,只有个人利益,不考虑他人或单位利益,个人也就不能生存得好。因此人与人之间有一个客观的规律,即只有我为人人,才能人人为我。一个人生存在社会上,必须在考虑个人利益的同时考虑到他人利益,必须在考虑个人利益的同时考虑到集体(团队)、单位、国家的利益。

只有从"人人为我,我为人人"这个观点出发,才能做到真正关爱社会,也才能做到关爱个人和家庭,建立有理想、有目标、有乐趣的人生观。

第三讲
与人为善,助人为乐,家庭和睦,社会和谐

"人之初,性本善"这是前人对人类生来具有人性的评价。少数坏人、恶人,多数是与后天社会、家庭影响有关。因此,"与人为善,助人为乐"是我国传统文化教育的优良传统。在当今社会里要提倡建立一个和谐的社会,从个人来说必须提倡"与人为善,助人为乐"的做人思想,因为在市场经济竞争激烈的环境下,出现的各种优胜劣汰的差异、丑恶、违法犯罪现象是难免的。

作为一名正直的人,有文化素养的人,在任何情况下,都必须抱着"与人为善,助人为乐"的态度,应对丑者、恶者、劣者、弱者,救人于危险之途,助人于多难之中。如果我们绝大多数善良的人,都能够齐心协力,随时随地注意帮助一名弱者,挽救一名失足者、犯罪者,甚至一名坏人、恶人,我们这个社会的丑恶之人,犯罪之人就会越来越少。我们这些善良的人皆是何等快乐啊!

这就是"助人为快乐之本"的人生观。只有大力提倡这样"与人为善,助人为乐"的思想,家庭成员之间就会和睦相处,家业兴旺。也只有提倡这样的思想,社会上各种层次的人群之间也就会和谐相处,做到家庭和睦、社会和谐,国家经济、社会建设兴旺发达。

第四讲
体脑并用,形与神俱,精神乃治

人类在上述两个环境中生存,除了与自然环境、社会环境相应和谐外,人类自己的身心必须重视体力活动与脑力活动均衡并用,做到形与神俱,才能身体健壮、精神旺盛,充分发挥身体优势,去做好各种有益于家庭、有益于社会和国家的大事,在市场和科学技术竞争中立于不败之地。

当今社会市场竞争中,由于高科技的发展,高速度的商业化,高经济增长收入的运转机制,人类忽视一个重要的问题,即人类一天的工作中脑力劳动有余,体力活动不足。不少集团、公司的白领职工,一天工作9~10小时,中午只有午餐时间,没有休息或午睡时间,上下午也没有工间间歇小休,从早到晚在封闭式大楼里,电脑面前操作,一杆到底,无一刻稍作休息。

这样的劳动工作制度脑力活动耗尽"脑汁",体力活动几乎处于禁止状态,长期体脑两者活动很不均衡,造成的后果现已普遍暴露出来。这是近10年来逐步形成的医疗市场上的一个重要现象。许多外资或国家大企业高级职员,他们深感这种三高劳动环境和制度的不合理,有待进一步改进。

第五讲
膏粱厚味,酒色过度,疾病丛生

经济发展了,家庭富裕了,本是一件好事。但也有一部分人,特别是一批中年老板、经理的生活中,以酒为浆,以色为常,再加膏粱厚味过多,经常夜半以后睡觉,早上8~9点才起床,生活规律打乱,而致疾病丛生者多,特别表现在提早出现高血压、高血脂、高血糖的所谓"三高"患者。

这样的一批中青年、老板、经理原来都是身体健壮,精力旺盛者,刚上任或发财后,他们不懂得任何事物都是两面性的,饮食、酒色本都因人而异,有其度。适度有益,失度就会有害。这一科学的真理在任何人的生活中都必须掌握这个"度",太过不及都是有害的。

针对上述患者发病因素和特点,我们曾对有些老板、经理讲述了这个"度"的问题,他们理解了,就能较快恢复正常饮食结构,酒色适度,其高血压、高血脂就会逐步下降,而恢复健康。老年人,要提倡饮食以清淡为主,常吃些杂粮,戒烟酒,延缓心脑血管动脉硬化,即是长寿。

第六讲
失眠、焦虑、抑郁不可怕，不乱戴帽子，不庸人自扰

中医认为由于情志不悦，精神过劳或惊吓等精神、心理因素引起失眠、焦虑、抑郁等症状是人类正常生活中难免的、常见的。我们认为并不可怕，要善于去寻其诱发因素，找到原因，正确地加以排除和处理。

一般笔者自我调节和家庭帮助疏导、安慰，不多时日即会自然恢复正常睡眠状态，有些焦虑、抑郁症状也就相应缓解。千万不要随便乱戴上抑郁症、焦虑症甚至什么精神疾病的帽子，并给服大量安眠药、抗焦虑、抗抑郁甚至抗精神病药，弄得患者雪上加霜，乱上加乱。

据我们临床门诊患者所见，目前这样的现象实在太多了。希望患者和家属，遇到上述情况时，不要随便给自己或患者戴"帽子"，造成"庸人自扰"现象，也给事后就诊医院的医生正确诊断和治疗该病带来较多麻烦或棘手之事。

第七讲
提高识别假医假药的能力，不乱投医、乱吃药

目前社会上常有兜售假医假药事件发生。人们需要提高识别能力，不受其骗，不受其误。一般兜售假医假药者有一个重要的特点，就是在患者或家属面前夸大病情，夸大自己的药效。常常言过其实，患者出于求治心切，求愈心切，不自觉地就进入误区。还有一种表现，即以为重金新药就能医重病。这是对医药这个特殊商品不了解的缘故。

一般刚上市的新药都比较贵，它的药效当然也经过国家管理部门严格审查批准，才能投入市场的。但从医学临床上来看，他毕竟在广泛的人群中使用时间尚不够长，有些问题还需要通过临床医生更多的实践中积累经验，掌握一种新药的特点和患者个体的特点。做到心中有数，药效准确，差误较少。

如一种经过医生长期临床应用的老药，对其药效和副反应都了解较多，用之就少有失误。所以不要过分地认为价格高，进口新药就一定疗效好，这是不能画等号的。在失眠、焦虑、抑郁症发生后，我们更应该注意这个问题。人们在日常生活、工作、学习中有几天失眠是难免的，一般自己懂得其发生的诱因，及时注意调整、休息、补足睡眠，绝大多数人都是可以恢复正常睡眠的，不要一见失眠就害怕生其他重病，立即服安眠药。因为现有安眠药一般都有不同程度的副反应和依赖性。如果失眠持续2周以上，一夜只能睡2~3小时，并出现白天头晕、头胀、心慌、心烦、口干等，甚至影响工作或学习、社会活动者，当去医院就医，在医生指导下服药比较妥当。千万不能一有点失眠就急于服安眠药以求一时之安。继后为了每天能安睡，接着又每晚必服方能入睡，且不断加量，或又加另一种安眠药，

重复叠加使用，从而出现安眠药成瘾，而失眠症并未真正解决，甚至有不少又发生焦虑、抑郁和药物副反应所引起的诸多复杂症状，以致不少临床医生感到处理十分棘手。

所以我们认为失眠、焦虑、抑郁症不宜急于服很多药，而重要的首先是要弄清楚诱发因素，加以解除，同时辅以药物治疗，这样才能较快恢复正常。

第八讲
提倡午睡，午睡半小时可补夜睡1小时

从"天人相应"理论来说，中午12点是人体阴阳之气与自然界阴阳消长的转折交接时间，即"平旦至日中，天之阳，阳中之阳也。日中至黄昏，天之阳，阳中之阴也"。日中即中午午时，此时人体阳气运行至极点，而阴气开始上升。阳性动，阴性静。从动入静则人体表现有倦怠似睡之感。

故此刻应顺其人体生理调节之自然，午睡半小时让人体阴阳运行之气也顺其自然界阴阳之气而转折入阴，使阴气开始上升，以维持人体阴阳之气处于一个动态的消长相对平衡状态。下午至傍晚就感觉到精神饱满，能胜任学习、工作、社会活动等。不然就有头晕不适，精神疲乏，脑力活动反应不敏捷等状态。

所以这里我们提倡午睡半小时。但午睡时间不宜长，长了就会影响夜间睡眠，致人体卫气运行阴阳消长规律打乱，睡眠与觉醒对立统一规律失衡，反更失眠。

第九讲
失眠症好转后，不宜立即投入紧张的工作，
需要一个康复过渡时间

体质上肝木偏旺，精神上比较敏感，做事认真的人容易患失眠。因此在病情好转后，要有一个自我调整康复的过渡时间，不宜立即投入紧张的工作，进入原来的一种精神环境或生活环境，这样容易病情反复。最好重新安排一下自己的工作、学习或生活，使之能过渡巩固一个阶段，这样才能有利于减少病情的复发。

如果做不到这样，也可以注意调整改进自己的工作方法和生活方式。工作上分清主次先后，抓重点，丢一般，拿出时间按时休息，早睡早起，中午午睡片刻，工作生活规律有序，心静自然眠，失眠就少复发。千万不要事无巨细，面面俱到，一百个不放心，那是复发的本原。

第十讲
青少年适度反面教育，大有好处，可提高心理承受能力

现在青少年存在的普遍现象就是期望值很高。特别是一些聪明的孩子，一般

从学校到家庭都是一帆风顺,犹如暖房里的花朵,缺乏风吹雨打……缺乏反面的精神锻炼和教育。当他们一旦遇到什么不顺之事,受到挫折以后,心理承受能力差,以致发生失眠、焦虑、抑郁,甚至精神分裂。

这部分青少年从先天体质上来看,有其内在的弱点,应当加强体格锻炼和精神锻炼,不能整天泡在书堆里。同时,要有点精神上的反面事件的教育,使其逐步增加对反面事件的耐受能力,对预防失眠症或其他精神疾病的发生或巩固治疗效果均有好处。

第十一讲
学习唯物辩证法,不断丰富精神资源,
提高适应客观世界的水平

唯物辩证法是认识客观世界的一把钥匙。人类生存的客观世界有两个环境,一个是自然环境,一个是精神环境。这两个环境永远是变化的,发展的,而且是多样复杂的,相互矛盾对立的,又相互和谐统一的。因此,我们做任何工作,处理任何问题,大事、小事、国事、家事……都会有各种各样的矛盾,各种各样问题。

对这些矛盾、问题如何认识,如何处理才能求得和谐解决,有利于双方,这就要求我们一定要不断学习唯物辩证法,不断丰富我们的精神资源,才能不断提高我们适应客观世界的水平。如何学习? 怎么学习?

笔者认为可以在工作之余,多看一些辩证唯物主义的著作,如毛泽东的《矛盾论》、《实践论》、《正确处理人民内部矛盾》、《人的正确思想从哪里来》以及邓小平理论、江泽民同志的“与时俱进”、胡锦涛同志的“科学发展观”等,都是强调人们要在改造客观世界的同时,要重视改造主观世界,使自己的认知和行为符合客观世界的变化,懂得国家制定的方针、政策,善于处理好客观世界在变化发展中的各种各样矛盾和问题,才能不断改造客观世界,才能有抵御封建迷信、极端个人主义、拜金主义的能力,树立正确的人生观、价值观、世界观,为建设具有中国特色的社会主义多作贡献。

第十二讲
全社会关心精神、心理弱势群体,
不歧视,不排斥,不鞭打“快牛”

从临床流行病学调查来看,人群中确有约三分之一的人先天体质上肝木偏旺,精神比较敏感而责任心较强,他们一般在工作上是好干部、好同志、好经理、好职员。从医学上来看,他们是工作上的好同志,但在精神上讲他们又是一群弱势群体。

从“治未病”无病先防角度来看,我们认为要关心这一部分好职员、好领导、好

干部,在精神上、工作上、学习上不要给予过高、过多的压力。要因人而异,因工作而异,关心他们的工作和休息时间以及任务轻重多少,是否已经饱和。绝不能用鞭打"快牛"的方法使他们快马加鞭,这样是不利于这批人个性特点的。对于这样的一批对象一旦生病,更不能歧视、排斥他们,觉得他们精神太脆弱,不能挑重担。而是要全社会关心这一部分精神上弱势群体,给予关爱和理解,要以人为本,照顾其所弱,发挥其所长,以更有利于劳动生产力的发展。

❧ 临 床 经 验 ❧

失眠症的中医诊断、辨证和治疗

失眠症,属中医学"不寐"、"不得眠"、"不得卧"、"目不瞑"范畴。其含义与现代医学"失眠"概念基本一致,但对失眠症的理论认识和诊治方药却有所不同,并各有特色。近十几年来,由于社会经济的发展和自然环境的变化,以及人类疾病谱的改变,失眠症的发病率急剧上升。为了适应临床需求,充分发挥中医药诊治失眠症的特色和优势,我们采用中医传统方法和现代科学方法相结合,对中医诊治失眠症的有关辨证标准和理法方药规律进行了探讨。

(一)失眠症的发病因素及诊断

1. 病因　失眠症的发病因素很复杂,前人对不寐的认识按五脏病原论认为本于"心藏神"。按人体阴阳消长,卫气运行说,乃由于阳气盛,故目不瞑。按正邪斗争趋势说,外感伤寒、温病后,邪气盛,邪正斗争相持不下,致阳气不能入于阴,故目不瞑。前人从大量的临床实践中观察到失眠的发病因素,大体表现在上述3个方面,无疑对当今临床实践仍具有指导意义。但如何根据现代社会和自然科学的发展,在继承前人理论和经验基础上,通过我们的临床实践,再有所新的认识,是十分必要的。根据我们12年来临床资料的调查,发现当今失眠症主要有5大发病因素,即:体质因素、精神心理因素、疾病因素、环境因素、药物因素。

2. 诊断标准　按照国际通用的诊断标准结合中国人睡眠生活特点,初步拟定以下诊断标准:① 睡眠障碍:包括难以入睡,久不能眠,或间断多醒,整夜多梦,似睡非睡或早睡,醒后不能再入睡,或通宵难眠;② 上述睡眠障碍每周至少发生3次,并持续2周以上;③ 白天出现精神疲乏不振,或头晕头胀、心慌心烦等症状,影响工作、学习和社会活动功能;④ 不是躯体疾病,或其他精神疾病的并发症状;⑤ 按国际通用的SPIEGEL量表6项内容(入睡时间、总睡眠时间、夜醒次数、睡眠深度、做梦情况、醒后感觉)检测评分≥9分、<12分为失眠、≥12分为失眠症。失眠症程度:≥12分为轻度失眠症;≥18分为中度失眠症;≥24分为

重度失眠症。

中医辨证分型：肝阳上亢、肝郁瘀阻、肝郁化火（或化风）、肝郁（或横逆）犯胃、肝郁犯心、肝亢肾虚六型。

3. 疗效评价标准　根据《中药新药临床研究指导原则》和SPIEGEL量表评分结合采用减分率方法作出疗效评价，分4级：临床痊愈、显效、有效、无效。一般疗程为3周，于服药前、服药后第7天、第14天、第21天各测1次。然后设计分别求出第7天、第14天、第21天睡眠改善情况，最终疗效以第3周检测结果数据作出统计。临床痊愈：指症状完全或基本消失，SPIEGEL量表减分率≥80%。显效：指症状基本消失，SPIEGEL量表减分率≥50%。有效：指症状有改善或部分症状改善，SPIEGEL量表减分率≥30%。无效：无变化或加重，SPIEGEL量表减分率<30%。

（二）辨证立法与处方用药

1. 理论指导

（1）人与自然同纪，睡眠与醒寤与自然界阴阳消长规律同步，而不可分离、违背。《素问·金匮真言论》第四篇、《灵枢·营卫生会》第十八篇中关于人与天地同纪，"天人相应"理论有精辟的论述，对当今失眠症的基础理论和临床研究具有重要的指导意义。它比现代人体生物钟学说，昼夜节律概括得更高一层次，更符合当今临床实际，应该加以充分肯定和深入研究。我们有关"昼开夜合"之花叶治疗失眠症的研究，就是以此理论为指导而获得成果。即自然界阴阳消长规律—人体睡眠与醒寤—植物"昼开夜合"之花叶，三者相关，人居其中，可得其所养，受其所约。顺之则生，逆之则害。故"昼开夜合"花叶治疗失眠症有较好疗效。

（2）脑主神明，肝主情志，心主血脉。笔者认为失眠症是脑功能失衡的一种表现，多因情志而诱发，轻者夜难入眠或早醒，重者气血逆乱，影响心、肝、肾、脾、肺功能，或加重旧病复发。现代医学解剖早已证明，主宰人体精神意识、思维活动的中枢是脑，而不是心。故笔者认为这一点中西医之间应该加以求同，有利于促进中医理论的发展和临床水平的提高。故提出脑主神明的观点，并探讨其失眠症的病因病机。中医所讲肝有体与用之分，除肝的实质病变与现代医学一致外，肝的生理病理功能表现，实质上是脑的生理病理功能表现，如肝主情志，调达气机，肝开窍于目，通于脑，以及"诸风掉眩，皆属于肝"，均说明肝与脑的关系比较密切。心不是主神明，而是主血脉，它与脑的关系，也是很明确的，脑需要心血的供养，脑的功能才能正常活动。如果心脏功能不好，或上达脑的颈-椎基底动脉硬化、狭窄，就可使脑供血不足，而致失眠。如果因情志不悦、精神过劳、受惊吓等，而致脑功能失衡，也会影响心脏功能发生神经官能性心脏病。表现心慌、心悸、胸闷、心动过速或早搏等。这种情况乃由于脑的功能变化所致，而不是由于心脏自身功能或实质性病理变化的表现。故常有内科心电图检查不出心脏实质性病变,而神经科又查不出脑实质性病变。这类患者我们根据"脑主神明,肝主情志,心主血脉"理论立法,投以平肝或疏肝解郁活血安神之剂,屡收实效。这也证明"脑-肝-心"三者之间的关系。故笔者认为失眠症其病因源于脑,而表现于"肝",常波及其他脏腑,致使五脏气血逆乱,功能失调,或引起旧恙复发,互为因果而发病,往往症情多样复杂。

(3)从肝论治与五脏皆有不寐。失眠症往往因情志不悦、精神过劳或惊吓而诱发,临床表现以入睡困难或早醒,或中间间断,多梦易醒,甚则通宵难寐为特征,纯属肝阳偏亢的一种表现,而白天头晕或胀痛,或心慌、心烦、口干苦。胃胀不适或大便不调等,亦因肝阳偏亢而上扰脑络,则头胀痛。或则犯心,而心慌、心烦、口干苦。或则犯胃而胃失和降等表现,无不从肝而起,再波及其他脏腑,甚至多脏腑功能紊乱,使临床症状多样化,复杂化,故有五脏皆有不寐之说,但其根源不离于肝,故临床辨证立法当从肝论治,以治肝为中心,兼顾调整其他四脏紊乱功能,颇收良效。

(4)五脏皆有不寐证治。由于上述发病原理,故在临床上以失眠为主症而就诊者,常表现五脏皆有不眠的现象,如肝病(肝炎、肝硬化)患者在发病之后,由于情志不悦而伴发不寐者多见;胃病(慢性胃炎、胃溃疡、十二指肠球炎等)患者,常因"胃不和则卧不安"或"寐不安则胃不和";脾虚(慢性肠炎、肠易激综合征等慢性腹泻),常因腹泻早醒,或早醒腹泻,互为因果;心病(冠心病、心肌炎、心律不齐等)患者常因情志不悦或精神过劳,或感冒后复发胸闷、心悸、早搏、心动过速等,伴发严重失眠。心病与不寐,谁是因?谁是果?往往一时难以分清;肾虚(女性尿道综合征、更年期综合征)患者,腰酸乏力,尿频,尿急,或失控,尿常规(-),或于绝经前后出现时烘热、自汗、心烦易怒、面色少华、眶下灰黯色斑,常伴发严重失眠;肺病(燥咳)患者,常因感冒后未能适当休息和治疗,再加情志不悦或精神过劳,而致呛咳阵作,伴发严重失眠,缠绵数月不愈。

2. 临床辨证与处方用药

综合上述临床所见脏腑病变,多与不寐先后同见,且相互影响,互为因果,其证治当分清主次,分别论治。

(1)肝病不寐:肝病不寐有两种:① 肝亢不寐,多为单纯性失眠症。主要因精神心理因素引起,连续2周以上不能自然恢复正常睡眠,临床表现如入睡困难或早醒,或中间间断多醒多梦,甚则通宵难眠等特征,属肝阳偏亢的一种表现。可按从肝论治基本方,即桑叶、菊花、天麻、钩藤、柴胡、龙骨、郁金、焦山栀、白芍、丹参、合欢皮等加减应用;或单用落花安神合剂口服。一般轻、中度失眠症可获良效。如属重度单纯性失眠症,可采用上述桑叶、菊花、天麻、钩藤等基本方,再配合应用落花安神合剂口服,可增强疗效,相得益彰。② 主要由于肝病患者,在患肝病期间精神紧张,情志不畅,多思多虑引起,多见于急、慢性肝炎,肝硬化患者,伴有急性肝炎或慢性肝炎、肝硬化的临床症状和体征;肝功能异常或乙肝五项阳性,B超示慢性肝病或肝硬化等。患者在某一阶段常伴发严重失眠,以失眠为主症前来就诊,按肝病不寐症治。

急性肝炎或慢性肝炎活动期,有肝功能异常,GPT增高,胆红素升高者,当以清肝或疏肝利胆,或养肝健脾活血安神为主方治之。常用柴胡、牡蛎、龙骨、天麻、钩藤、郁金、石菖蒲、赤芍、白芍、丹参、合欢皮等为基本方酌情加减。

清肝利胆可选垂盆草、白花蛇舌草、蒲公英、焦山栀、茵陈等。

疏肝和胃可选旋覆花、代赭石、延胡索、金铃子、苏梗、八月札、青皮、陈皮等。

养肝健脾可选制首乌、山茱萸、枸杞子、女贞子、黄芪、党参、白术、茯苓等。

(2)脾虚不寐主要由于患者脾胃虚弱,长期患慢性结肠炎或肠易激综合征,反复不愈,复因精神过劳或情志不悦,而伴发严重失眠。临床表现以慢性腹泻为特征,每日2~3次,或4~5次不等,便时有腹痛,或无腹痛,大便稀薄,或呈不消化状,无脓血。病情时好时差,反复发作不愈,大便化验(-),直肠镜检查:慢性结肠炎。失眠症状表现夜眠不安,多梦易醒或早醒,醒后不能再入睡,一夜睡2~3小时,甚则通宵难寐。此按脾虚不寐论治,常以从肝论治基本方加川连、木香、肉豆蔻、党参、白术、茯苓、甘草。如瘀热较重者,则改用红藤、紫花地丁、北秦皮、焦山楂等。属虚寒者,则用干姜、厚朴等。

(3)胃病不寐主要是患胃病(慢性胃炎、胃下垂等)者,常因情志不悦或精神紧张、过劳而引起失眠,以致胃病复发又加重失眠,互相影响而发病。临床上表现严重失眠,精神抑郁或焦虑,同时伴发胃脘胀闷不适,或胀痛或嘈杂、泛酸或嗳气频作。常用平肝或疏肝和胃之剂。脘胀不适,以从肝论治基本方加党参、苍白术、枳壳或八月札。嗳气频作则加旋覆花、代赭石、苏梗、佛手等。胃嘈杂或泛酸,改加煅瓦楞子、乌贼骨等;苔黄腻,则加蒲公英、白花蛇舌草、川连等;脘痛则改加金铃子、延胡索、台乌药、制香附之类;大便溏薄,加木香、焦山楂,纳呆加生麦芽。

(4)肾虚不寐主要由于肾气不足,肾气亏虚,三焦气化失司,膀胱通调水道不利,而致尿频,尿急或失控,同时伴发严重失眠,心烦不安等。多见于40岁以上妇女,再加情志不悦而诱发。西医诊断为女性尿道综合征,病因尚未清楚。临床主要表现见尿频、尿急不爽,甚则失禁。一夜3~4次,或7~8次,白天亦多次,常不敢外出,有时半途尿急、尿频、失控、遗尿。小便色淡黄,尿常规(-)。腰酸乏力,或合并脚跟痛,睡不安寐,中间间断多醒,一夜睡2~3小时。常伴心烦不安,情绪抑郁。采用平肝解郁补肾安神法,以从肝论治基本方加黄芪、菟丝子、金樱子、芡实、补骨脂之类。绝经前后,月经紊乱,量少,或经停数月不至,时烘热升火,自汗,而眼下灰黯色斑,心烦易怒,或紧张不安等,伴发严重失眠者,则以上述基本方加仙灵脾、地骨皮、山茱萸、当归、生地、熟地、知母等。

（5）肺病不寐多见于春秋两季,患者素禀肝木偏旺之体,屡因感冒以后,未能及时调治和休息,或因情志不悦、精神过劳,而致肝阳上亢,或肝郁化火,木旺侮金,肺失肃降,耗伤肺阴,致呛咳无痰,夜卧难寐。临床表现主要为呛咳阵作,时而升火,辄夜为甚。重则咳嗽而引激胸闷胀痛,心烦不安,急躁易怒,口干咽燥,大便偏干或便秘,数日一行。常并彻夜难寐,或仅睡2~3小时。听诊:心肺无特殊,肺部透视(－)。证属肝郁化火,耗伤肺阴。以从肝论治基本方加银花、连翘、焦山栀、麦冬、北沙参、生地、知母等。并胸闷胀痛改加旋覆花、代赭石,或延胡索、金铃子之类。呛咳甚加炙百部、款冬花、桑白皮等。虚热甚加地骨皮。

（6）心病不寐多见于冠心病、心肌炎、心动过速或频发早搏患者,常伴发严重失眠。主要由于肝郁犯心、心血瘀阻或心气不足引起。临床表现常有冠心病、心肌炎或心律不齐病史,复因感冒后,或因情志不悦,精神过劳而病情复发,且伴发严重失眠,一夜睡2~3小时,甚则通宵不眠,白天胸闷心悸或隐痛不适,心烦不安,急躁易怒,口干苦,苔黄少津,舌质黯红,脉细弦或数,有结代。辨证多属肝郁瘀阻,心气不足,治以平肝或疏肝解郁,益气活血安神,以从肝论基本方加减,即淮小麦、甘草、苦参、黄芪、党参、麦冬、五味子、葛根、川芎、桃仁、红花、远志、灯心草等。

基本方药解析

加味柴胡龙牡汤

【组成】柴胡、龙骨、牡蛎、天麻、钩藤、葛根、川芎、郁金、石菖蒲、焦山栀、黄芩、赤芍、白芍、合欢皮。

【功能】疏肝解郁,平肝潜阳,活血开窍,安神。

【主治】外感热病,寒热往来,羁留不解,晨轻暮重者;肝郁阳亢,木旺侮金,耗伤肺阴,呛咳无痰,久咳不愈者。因情志不悦而引起的失眠、抑郁、焦虑、眩晕者;心脑血管病伴有不寐、抑郁者。

【方解】此方来源于《伤寒论》107条之柴胡加龙骨牡蛎汤。由柴胡、龙骨、牡蛎、黄芩、生姜、铅丹、人参、桂枝、茯苓、半夏、大黄、大枣等组成。原用于"伤寒八九日,下后,胸满烦惊,小便不利,谵语,一身尽重,不能转侧者"。笔者从当今临床实际出发,发现因情志不悦引起的失眠、抑郁、焦虑等病,多见肝郁阳亢,心烦不安,入夜难寐之症,遂取本方之意,化裁加减应用,立此加味柴胡龙牡汤。药用柴胡疏肝解郁,龙骨、牡蛎镇静安神,天麻、钩藤平肝潜阳,葛根、川芎对颈部板滞有通痹止痛作用,郁金、石菖蒲加强解郁开窍之功,焦山栀、黄芩清热除烦,赤芍、白芍活血柔肝,合欢皮为合欢树之皮入药,因其叶能顺乎自然界阴阳消长规律"昼开夜合",故有引阳入阴,诱导安神入寐之效。

加味旋覆代赭汤

【组成】旋覆花、代赭石、苏梗、半夏、延胡索、合欢皮。

【功能】和胃降逆,解郁消痞,除烦安神。

【主治】慢性胃炎、反流性食管炎合并失眠症,多因情志不悦而诱发者。胃脘胀闷,嗳气频作,间有泛恶,或者走窜两胁作痛,或喉间异物感,咯之不出,而无咽红者。

【方解】该方源于《伤寒论》101条"伤寒发汗,若吐若下,解后,心下痞硬,嗳气不除者,旋覆代赭汤主之"。其方由旋覆花、代赭石、半夏、人参、生姜、甘草、大枣组成。加味旋覆代赭汤去人参、生姜、甘草、大枣,加苏梗、半夏、延胡索、合欢皮。取其方之意,以旋覆花下气消痞;代赭石重镇降逆;苏梗疏肝理气,和胃止痛;半夏化痰止呕,消痞散结,加强理气化痰之功,合欢皮引阳入阴,以助安神入寐。

二白降压汤

【组成】桑白皮、白蒺藜、怀牛膝、石决明、天麻、钩藤、合欢皮。

【功能】平肝潜阳,泻肺,利水,活血,安神。

【主治】高血压、高血脂、高血糖合并失眠症者。

【方解】该方为笔者临床独创验方,用于原发性轻、中度高血压患者确有较好疗效。以桑白皮为主药,取其性味甘寒,功能泻肺利水,白蒺藜取其味苦、性微温,有平肝明目作用,现代药理研究有较好降血压作用,两者配合可互补增效;怀牛膝,苦、酸、平,善入下焦,有补肝肾强筋骨,活血消瘀作用;石决明咸、平,可平肝潜阳,凉血明目,现代药理研究有较好降血压作用;再加天麻、钩藤亦增加降血压作用;合欢皮以引诸药同奏安神之效。此方怀牛膝对子宫有收缩作用,孕妇忌服。

疏肝和胃方

【组成】柴胡、煅龙骨、煅牡蛎、煅瓦楞子、海螵蛸、八月札、蒲公英。

【功能】疏肝和胃,制酸消胀。

【主治】急慢性胃炎、胃十二指肠球部溃疡,胃脘嘈杂、泛酸、胀闷不适者。

【方解】此方为笔者治胃病常用方,取柴胡、煅龙牡疏肝和胃;煅瓦楞子、海螵蛸配合柴胡、煅龙牡加强制酸和胃之效;八月札、蒲公英有消胀清热消炎之功。失眠患者常见"胃不和则卧不安"或"卧不安则胃不和"时,皆可用之。

桑叶白芷汤

【组成】桑叶、白芷、天麻、葛根、川芎、当归、合欢皮。

【功能】清肝醒脑,活血升压,解痉止痛。

【主治】嗜睡症,头痛。

【方解】此方亦为笔者临床常用方,取桑叶性味辛凉,清肝明目,白芷辛温有辛开之意,一凉一温配合,既可醒脑开窍,升高血压,又可平衡协调睡眠与觉醒节律,使之趋于正常;再加天麻、葛根、川芎、当归平肝解肌活血,可扩张血管而止头痛,合欢树叶"昼开夜合",合欢皮入药有引诸药入阴安神之效。

仙地汤

【组成】仙灵脾、地骨皮、柴胡、龙骨、牡蛎、天麻、葛根、合欢皮。

【功能】补肾填精,育阴清热,疏肝解郁,平肝安神。

【主治】女性更年期综合征伴失眠者。

【方解】该方为笔者经验方。取仙灵脾补肾填精以治其本,地骨皮益阴降火、清虚热以治其标;柴胡、龙骨、牡蛎、天麻有疏肝解郁,平肝潜阳的双重效应;葛根、合欢皮解肌除烦安神。此方对女性更年期综合征烘热、自汗明显者效佳。

复方红藤地丁汤

【组成】红藤、紫花地丁、延胡索、赤芍、白芍、丹参、黄柏。

【功能】清热解毒,活血消肿,祛腐排脓止痛。

【主治】单纯性阑尾炎、阑尾脓肿、慢性直肠炎、盆腔炎、宫颈炎。

【方解】此方源于《景岳全书》肠痈秘方,红藤、紫花地丁两味,浙江民间多用。一般医家受西医绝对手术观点影响多不敢用。20世纪50年代中期笔者曾以此方加味用于治疗阑尾脓肿7例,单纯性阑尾炎3例均痊愈,未用抗生素。此方原名复方红藤煎,曾发表论文于1956年12月《上海中医药杂志》,后被编入《临床经验汇编》、《中医方剂学》等书中,已被推广应用。近十几年来,除用于单纯性慢性阑尾炎、阑尾脓肿外,还用于慢性直肠炎、妇女盆腔炎、宫颈炎、子宫肌腺症等,亦取得较好疗效。

解郁熄风汤

【组成】淮小麦、甘草、苦参、蝉蜕、僵蚕。

【功能】解郁除烦,清心安神,息风止痉。

【主治】失眠、焦虑、抑郁症,心烦不安,紧张易怒,手足颤抖,周身肌肉跳动等。

【方解】此方取《金匮要略》妇人脏躁中甘麦大枣汤之意,去大枣加苦参,以增强清心除烦之效;再加蝉蜕、僵蚕具有息风止痉,镇静安神作用。如与加味柴胡龙牡汤合用,其效更佳。

三子平喘化痰汤

【组成】炒葶苈子、炒苏子、炒莱菔子。

【功能】宽胸肃肺,化痰止咳,下气平喘。

【主治】慢性支气管炎、支气管哮喘、肺气肿。症见痰多白黏,胸闷气急,时发哮喘者。

【方解】此方取《韩氏医通》三子养亲汤合《金匮要略》葶苈大枣泻肺汤组成。取葶苈子为主药,入肺膀胱经,泻肺利水,祛痰定喘;再加苏子辛温入肺、大肠经,下气消痰,止咳平喘;炒莱菔子入肺、胃经,化痰消食,三子配合,共收化痰平喘之效。

荨麻疹方

【组成】荆芥、防风、蝉蜕、僵蚕、柴胡、龙骨、牡蛎、白鲜皮、赤芍、白芍、丹皮、山栀、黄芩、羊蹄根。

【功能】疏散风邪,活血清热,镇静止痒。

【主治】急慢性过敏性荨麻疹,皮肤瘙痒症等。

【方解】荆芥、防风疏散风邪;配合蝉蜕、僵蚕息内风,有较好抗过敏作用;再加丹皮、赤芍活血凉血;柴胡、龙骨、牡蛎疏肝解郁,平肝潜阳;山栀、黄芩清热除烦;白鲜皮、羊蹄根止痒润肠通便。

常用药对举隅

蝉蜕-僵蚕

蝉蜕镇痉、息风、定惊安神,主治夜寐不安、小儿夜啼、惊风、荨麻疹等。僵蚕味咸、辛,入肝、心、脾、肺四经,散风泄热,镇痉化痰,主治急慢惊风、痉挛、抽搐、中风口眼歪斜、偏头痛、皮肤瘙痒、丹毒等。现代药理证明,两药均有明显的抗惊厥、镇静、镇痛作用。蝉蜕、僵蚕均为入肝经要药,两药配伍,既能祛风,又能息内风,有互补增效,加强定惊镇静安神之功。临床常用于治疗肝郁化火生风所致的夜寐不安,多梦易醒,心烦易惊,以及长期服用镇静安眠药所引起的副反应,如手抖、肌肉跳动、肢体震颤等。

柴胡-龙骨-牡蛎

柴胡苦、辛,微寒,归肝、胆经,能透表泄热,疏肝解郁,宣畅气机。现代药理研究证明,从柴胡的根、果实中提取的柴胡粗皂苷及柴胡皂苷元A等均有明显镇静作用,并有较好的解热、抗炎作用。龙骨味甘涩,性平,归心、肝、肾经,有镇惊安神,平肝潜阳,收敛固涩作用。牡蛎味咸涩,性微寒,归肝、肾经,善平肝潜阳,软坚散结,收敛固涩。三药合同,升降调节有序,牡蛎又可制约柴胡,不致升散太过。笔者主要将三药作为治疗失眠症基本方中的主要药物,以平肝潜阳,解郁安神。

天麻-钩藤

天麻和钩藤互用,出自《中医内科杂病论治新义》。天麻味甘性平,息风止痉作用较强,历来被视为治晕要药,最宜于肝风内动,风痰上扰而致的眩晕。现代药理研究证明,天麻生用降压,同时能降低外周阻力,扩张小动脉及微血管。钩藤味甘性微寒,清肝息风作用较强,现代药理研究证明,钩藤能抑制血管中枢,扩张外周血管,具有降压镇静作用,对脑血管痉挛有解痉作用。天麻配钩藤是临床极常用的平肝息风药对,相须为用,清热平肝息风,通络止痛。常用于肝阳上亢型高血压患者,疗效确切。

葛根-川芎

葛根甘润性凉,可发表解肌,主要用于外感风热之"项背强几几"。现代药理研究表明,葛根具有多种作用,能改善脑循环,降低心肌耗氧量,使冠状动脉、脑血管流量增加,明显缓解心绞痛,抗心律失常,抗氧化,增强机体的免疫力,降血糖等。川芎辛温,为气中血药,上行头目,能得血中之气,助清阳之气。现代药理研究表明,川芎易透过血脑屏障,改善脑血液循环,解痉止痛,也有明显的镇静作用。二药相须为用,加强入脑通血络,一温一凉,一润一燥,临床多用于失眠伴颈椎病等引起的项背抽掣酸痛、眩晕欲仆、头晕而痛、肩背痛且转侧不利等,疗效明显。

郁金-石菖蒲

郁金味辛、苦,性微寒,入心、肺、肝、胆经。本品体轻气窜,其气先上行而微下达,入于气分以行气解郁,达于血分以凉血破瘀,故为疏肝解郁,行气消胀,祛瘀止痛的要药。又能凉血清心,行气开郁,还能凉血止血,祛瘀生新。石菖蒲味辛,性温,入心、胃经,气味芳香,辛温行散之力较强,故为宣气通窍之佳品。既能芳香化湿,醒脾健胃,又能化浊祛痰,开窍宁神。《重庆堂随笔》云:"石菖蒲舒心气,畅心神,怡心情,益心志,妙药也。"现代药理研究表明,石菖蒲对中枢神经系统有镇静催眠作用,并有减慢心率、降压作用。郁金、石菖蒲两药伍用,具有相互协同作用,一气一血,一温一寒,相互促进,共奏醒神开窍,解郁安神之效。临床石菖蒲用量较郁金少,可制约郁金苦寒之性。常用于各类型的失眠症、抑郁症等。

焦山栀-黄芩

栀子性味甘寒,能泻三焦之火热,清热除烦。黄芩味苦性寒而气薄,入上焦,善泄肺中火邪,治上焦湿热。药理研究证实,山栀和黄芩均有较好的抗菌作用,栀子煎剂对多种细菌,如金黄色葡萄球菌、脑膜炎双球菌、白喉杆菌、伤寒杆菌等均有抑制作用。黄芩煎剂也有较为广谱的抗菌作用,同时对真菌、病毒也有一定的抑制作用。此外,黄芩素、黄芩苷等有效成分有抗变态反应作用。两药合用治疗失眠症伴有口腔炎、慢性咽喉炎等热象较明显者,均有良效。

紫花地丁-薏苡仁

紫花地丁产于我国大部分地区,药源丰富,其性寒味苦,有清热解毒,消肿散结之功效。《本草纲目》曰:"地丁治一切痈疽,发背,疔肿,瘰疬,无名肿毒,恶疮。"《本草正义》誉其为痈肿疔毒通用之药,历来为红肿、热痛之常用药。现代研究也表明,该药有明显抗菌和确切的抗病毒作用。薏苡仁又称薏米、米仁、薏仁、苡仁,是禾本科一种古老的药食兼用作物。味甘淡,性微寒,归脾、胃、肺经。功能利湿健脾,舒筋除痹,清热排脓。《神农本草经》称:"薏苡味甘,性微寒,久服轻身益气,利肠胃,消水肿。"现代研究表明,薏苡仁能调节免疫功能。临床常取紫花地丁、薏苡仁各30克,水煎内服,每日2次,早晚顿服。主治面部痤疮。

合欢皮-远志

合欢皮甘平,有解郁和血,宁心安神之功,《神农本草经》言其"主安五脏,和心志,令人欢乐无忧"。远志味苦性温,能开窍,安神益志,《药品化义》谓其味辛苦,性温,入肺、心、肾经,为开心窍,宣散之药。凡痰涎伏心,壅塞心窍,致心气闭实,昏聩神呆,语言謇涩,睡卧不宁,恍惚惊惕,健忘,梦魇,小儿客忤,暂以豁痰利窍,使心气开通,则神魂自宁也。两药相配,有相须之功,解郁开窍,养心安神。现代药理研究表明,远志对神经系统有多种功效,除了镇静、抗惊厥作用外,尚能促进体力和智力,保护大脑等。临床用于治疗以失眠为主症的相关疾病,均有良好的疗效。

生地-枳实

生地,即干地黄处方名。《神农本草经》:"味甘、苦、凉,入心、肝、肾经,清热养阴,凉血、润喉。"用于大便干结难行,有滋阴润肠通便之功。再加枳实行气,散结消痞,有促进肠蠕动,增加肠动力作用,两者配合其效更佳。

芍药-丹参

芍药在《神农本草经》中无赤、白之分,后世分为赤芍和白芍两种,功效也有不同,白芍养血敛阴,柔肝止痛,以补为功,赤芍凉血清热,祛瘀止痛,以泻为用,两者一敛一散,补泻并用,具有养血活血,和营止痛之功。俗语云,"丹参一味,功同四物",说明丹参有活血理血的作用。从治疗失眠症的角度而言,现代药理研究表明,赤芍、白芍、丹参都有催眠作用。此外,赤芍还能抗血小板聚集,对因高胆固醇、高血脂引起的血栓形成倾向有减弱作用。白芍还与松果体功能调节有关,如白芍总苷、褪黑素均可不同程度地抑制大鼠被切除松果体后引起的炎症和免疫反应的紊乱。赤芍、白芍配丹参,有养血和营,活血化瘀之功,临床用于失眠症兼见瘀血明显的患者,如口唇紫黯,或舌质见有瘀斑者。

单 方 简 介

萱草花

萱草花,又名金针菜、黄花菜、忘忧草、鹿葱花、宜男花等,为家庭常用之素食珍品,食疗药膳之重要原料。《本草纲目》虽有记载其根可作药用,但除民间单方验方有用外,医药部门一直未正式列为药用。《本草纲目》记载:"萱草花,性味甘凉,无毒,煮食,治小便赤涩,解烦热,除酒疸,利胸膈,安五脏,令人好欢乐,无忧,轻身明目。"中医理论认为,萱草花有"昼开夜蔫"之特性,能够顺乎自然界阴阳消长规律,故能调整人体之阴阳,安五脏,令人欢乐、忘忧,从而达到解郁疗愁,安神健脑之功效。前人取其同类相应,而用其治夜不安寐和焦虑、忧愁等,具有一定的科学依据。国外仅从生药研究角度有一些报道,萱草花含有维生素A、B、C,蛋白质,脂肪,天冬素,秋水仙碱和其他生物碱,鞣质,挥发油等化学成分,未做过临床对民间药用经验和药性理论的研究。日本学者把金针菜列为"植物性食物中最有代表性的健脑食品之一"。孙中山先生平时很爱吃的一道"四物汤"即由金针菜、木耳、黄豆芽和豆腐四味烹制而成。他在《建国方略》中说:"金针菜、木耳、黄豆芽和豆腐等食品,实素食之良者。"综合上述文献说明,萱草花既有较高的药用价值,又有较高的营养价值,它具有药、食双重功能。

用法:取萱草花(30克)用清水清洗一遍,再用温水漂洗后放入已经同煮的黄豆(30克)和肉骨头(若干)汤中直至煮烂,主治急慢性肝炎小黄疸伴有失眠者,也可用于预防肝炎。

蒲公英

蒲公英另名蒲公草、黄花地丁、婆婆丁。《本草纲目》将其列为菜部,其性寒,味甘苦,有清热解毒,消肿散结,利湿退黄之功效,现代药理研究证明,蒲公英有抗幽门螺杆菌和抗炎、保护胃黏膜之功效。因此它是良好的消炎杀菌和胃药。

用法:取蒲公英(30克)煎汤,每次20 ml,每日2次。主治慢性胃炎伴幽门螺杆菌阳性。

落花生枝叶

落花生枝叶为豆科植物花生的地上1/3茎叶部分。《滇南本草》记载，"治跌打损伤，敷伤处。"《滇南木草图说》曰："治疮毒。"1971年中国中医研究院编写、人民卫生出版社出版的《常见病验方研究参考资料》(内部资料)中记载："神经衰弱而失眠：取鲜花生叶三两，煮水喝。"笔者以"天人相应"理论指导，以落花生叶"昼开夜合"之特性，与人"入夜则寐""入昼则寤"同步，设想两者必有共同促睡眠物质基础，从而从生药、药花、药理等进行了系统研究，证明确有促睡眠物质基础，将花生技叶用于治疗失眠症确有效好疗效。

江剪刀草

江剪刀草又名焊菜，味辛微苦，性凉，入肺经，具有止咳化痰，清热解毒作用。

用法：取江剪刀草30克，水煎服，每天2次，早晚顿服。主治感冒后余邪未清，肺失清肃，咳嗽不止。

羊蹄根

羊蹄根为植物的根，俗称土大黄、野菠菜、牛舌大黄、牛西西。味苦酸性寒，有小毒，具有清热凉血止血，解毒杀虫，泻下通便作用。现代研究表明，含有大黄酚、大黄素甲醚等，药理实验证明其对多种致病真菌有一定的抑制作用。

用法：内服取羊蹄根12~30克，煎汤。外用取羊蹄根30克，放入玻璃瓶中，加入米醋或高粱酒，塞紧瓶盖，浸泡1周。使用前先摇匀药汁，再用棉签蘸涂患处，于每日洗脚后涂2~3次，坚持用药3个月，可获良效。主治便血，肌肤出血，月经过多，目赤肿痛，大便干燥。外用可治疗脚癣、秃疮、痈。

莱菔子

莱菔子又称萝卜子，性味辛甘，性平和，入肺、胃经，能下气定喘，消食化痰。用炒莱菔子，有痰则断其源，无痰则调节脾胃之气机，升降有度，邪自难存。朱丹溪曰："莱菔子治痰，有推墙倒壁之功。"临床可用于慢性支气管炎，咳嗽痰喘，食积气滞，胸闷腹胀，下痢后重。药理研究证明，莱菔子不仅有降气化痰平喘功效，还因其含有莱菔子素，有强烈的抗菌活性，能抑制常见致病性皮肤真菌的生长。

用法：取炒莱菔子，捣碎，每次吞服10克，儿童酌减。主治慢性支气管炎，咳嗽咯吐白黏痰者颇佳。

白芷

白芷味辛性温，辛香行窜，善走头面，具有良好的芳香开窍作用，如李东垣所言,白芷能通九窍。现代药理研究证明,小量白芷素对延髓血管运动中枢、呼吸中枢、迷走神经及脊髓都有兴奋作用。

用法:取白芷10克,水煎内服,每日2次,早晚顿服。主治低血压、嗜睡症。

白鲜皮

《本草纲目》记载:性味苦寒,无毒,治一切热毒风、恶风,风疮疥癣赤烂等。功能清热解毒,祛风化湿,止痒。现代药理试验表明,本品对常见致病性皮肤真菌均有不同程度的抑制作用。临床常用于皮肤瘙痒,荨麻疹,湿疹,黄水疮,疥癣等疾病。笔者常在治疗荨麻疹的复方中加减应用,颇能见效。

用法:10~20克,煎水服或外洗。

宣木瓜

《本草纲目》记载:性味酸温,无毒。主治湿痹邪气,霍乱大吐泻,转筋不止等。《全国中草药汇编》记载:性味酸、涩温。功能:舒筋活络,和胃化湿。

主治:夜间小腿腓肠肌痉挛,四肢抽搐,腰腿酸痛,麻木等。笔者于1945年霍乱大流行时,常见老师治疗霍乱患者小腿抽筋,就加用此药,故笔者于临床上常见患者自诉小腿抽筋者都加用宣木瓜,常获良效。

用法:10~15克,水煎服。

密蒙花

性味甘,微寒。功能:清肝热,明目退翳。

主治:肝阳上亢,目糊,视物不清,多泪羞明,目赤肿痛,为眼科常用药。笔者常用于失眠症患者肝阳上亢,目糊视物不清者。20世纪40年代曾用于脚气病、夜盲症,常有良效,故现在常用于失眠干眼症、视物模糊者。

用法:6~10克,水煎服。

胃俞穴

胃俞为胃腑之气输注于背部足太阳膀胱经的腧穴,按压该穴位可以治胃腑的疾病,有缓急止痛的功效。主要用于治疗胃痉挛痛。

方法:令患者跨坐椅上,双前臂屈曲置于靠背之上,或令患者俯卧硬板床上,裸露背腰部。用右手拇指指腹按揉胃俞穴,用力适中,"推穴位,走经络",刺激腧穴,推动经气。

阳陵泉穴

阳陵泉穴始出自《灵枢·邪气脏腑病形》篇,又名阳之陵泉(《灵枢·本输》)、阳陵(《神应经》),是足少阳胆经合穴,又为胆之下合穴和筋之会穴。该穴在临床中应用甚广,除用于治疗本经循行部位病变之外,还可治疗腑病及与筋脉有关的各种病证。《针灸甲乙经·卷八》记载:"胆胀者,阳陵泉主之。"

　　用法:和"常用验方"一样,上述单方(单穴)也是笔者临证常常使用者,其中有专门针对失眠症的药(穴);也有治疗他病之药(穴),但当相应病证伴有失眠,或原有失眠加重者,其效尤佳。

医 话 集 锦

证中求病，病中求证

证候辨证是中医学在临床诊断上的一大发明，从汉代张仲景的六经辨证、明清温病学派的卫气营血辨证，到当今辨病与辨证相结合，都是中医临床医生在实践中不断继承创新发展的重大成果。然而这些年在辨证实践中，不少临床医生常常只重视在辨病中求辨证，而忽视在辨证中求辨病。

由于当今社会经济的发展，自然环境的变化以及人类疾病谱的改变，在临床上出现不少新的病和证，有待我们去认识。我们在临床实践时要不断从已知的病中求证，从已知的证中求新的病，这就是我们不断继承创新发展中医临床医学的实践过程。如我们在中医辨证时，患者主诉：尿频、尿急、尿难控、腰酸、腿软，证属肾虚证候时，发现它有西医所谓的三种病存在，即女性尿道综合征、慢性尿路感染、更年期综合征的部分患者都会有这种现象，这说明中医辨证要与疾病诊断相结合，要证中求病，同样是肾虚，不同的疾病处方用药也不同，如以上三种病，都要补肾，但是有的要加益气升阳药，有的要加清泄下焦湿热药，有的要加滋阴清虚热药，其临床效果才好。这就是中医辨证中也要注意不同疾病的诊断，才能提高辨证的水平和疗效。同样在明确病的诊断基础上，也要注意不同证候的表现，如失眠症临床上常见肝阳上亢，肝郁瘀阻型，但也有肝亢肾虚者，肝亢犯心或肝亢犯肺者，后两者都是前人尚未发现的。现在，我们在临床上有所新的发现，从而立法处方用药，就有针对性的加减，从而提高疗效。所以我们要在临床实践中不断注意于证中求病，病中求证，不仅可以提高病证结合的疗效，而且可以不断发现新的证和新的病。

中医临床发展过程中前人创造了很多丰富的理论和经验，我们必须努力学习，认真发掘，加以继承。在继承的基础上，不断创新，病中求证，证中求病，才能加快中医临床的发展。继承是基础，创新是灵魂，发展是目的，让我们在科学发展观的思想指导下，共同为继承创新发展我国中医临床医学而不断努力吧！

要客观辨证,不要主观辨证

近几年来,临床辨证论治水平下降,其中一个重要原因就是把中医临床辨证分型固定化。不少青、中年中医师在临床处方用药时一般都是照抄教科书或规范上的几个证型来立法处方用药,常常感觉治疗效果不好,这是一种主观辨证的结果。实际上患者的病情(症状、体征)是多种多样的,必须因人因病因时而异,不是书本上简单描述的那几个固定的证型照搬就够了。因此,还是要按照中医望、闻、问、切四诊合参的方法从头到脚详细询问患者病情表现后,根据中医理论指导,全面地分析病史特点,作出理性的辨证分型。有时作出的证型可能与教科书、规范上一样,有时不一样,或是新出现的某种证型,均应该允许存在,对证立法处方用药,才能有效,才是客观辨证。才有利于中医传统辨证论治方法的继承和创新,有利于中医临床医学的不断发展。如一患者感冒、发热、咳嗽,西医诊断为上呼吸道感染,先用抗生素和退热镇咳药,热退,但咳嗽反加重,夜不安寐,常规用宣肺化痰镇咳药却不见效。当问起患者主诉感冒后未能休息而咳嗽加重,夜难入眠时按客观辨证来看,主要因肝阳上亢,反侮肺金而呛咳无痰,燥咳所致,需用平肝潜阳,再兼清余邪之剂,即见良效。因此不能仅把失眠、咳嗽看成只是心、肺、肾的问题,当肺失清肃,肝阳上亢,木旺侮金而改咳时,从肝论治失眠、燥咳就有良效。这就是客观辨证的结果。

临床是基础,科研是先导

中医药是几千年来前人临床实践经验的总结,要继承好中国传统医药,必须重视临床跟师学习,才能真正学好中医,继承好中医。因此,青年中医打好中医临床辨证论治基本功十分重要。首先要如实准确的写好病史、主诉、临床症状表现(从头到脚)、舌苔、脉象、血压等疾病诊断、中医证候辨证、立法处方用药等。第二,学会积累个案病例,一年有500~800例,如实作出回顾性总结和评价,并写出典型医案数则,这就是临床基础。在此基础上,也要十分重视科研,要学会结合自己临床实践,选出既有继承又有创新的课题,并设计研究方法,因为笔者认为没有科学研究,就没有创新,中医药就不可能有真正的发展,所谓的“继承”也仅是一句空谈。如临床上常用合欢皮治疗失眠。笔者查《本草纲目》时发现李时珍主要认为合欢树叶有“昼开夜合”之特性,能顺乎自然界阴阳消长规律,故取合欢树皮入药治疗失眠。故笔者由此及彼,触类旁通,联想到花生叶也是昼开夜合,也有可能治疗失眠症,从而以“天人相应”理论指导,从借1 000元起步,立“落花生叶治疗失眠症"的科研课题,从生药、药理、药化、制剂工艺和文献等进行系统研究,并取得成功。因此,一名优秀的中医必须首先打好临床辨证论治基本功,然后在此基础上,再把科研摆在先导地位,不断有所创新才能成为一名有较高水平的中医人才。近十几年来,笔者在临床带教学生时都要求他们这样做,结果学生反映都比较好,觉得这样做,学生才能用心学习,才能真正学到东西,才能真正学会写论文和科研如何选题、设计。如果只是单纯的所谓"抄方",最后只抄得几张经验方药,而学不到老师辨证立法处方用药的思路。

肾虚综合征

肾虚综合征是笔者从病中求证,证中求病中发现的一种新的病,与肾病综合征是不一样的两种病,肾病综合征是急性肾炎,全身严重水肿,小便化验大量蛋白尿和管型尿等肾功能异常的一种病。肾虚综合征是女性尿道综合征-尿路感染慢性期-更年期综合征的部分患者均出现尿频、尿急难控,小便化验(-)等相关症状。这三种病从中医辨证来看,均有肾虚证的现象,而从现代医学疾病鉴别诊断来看,它实有上述三种病存在,从中医来看,把它称为"肾虚综合征"的病名更为确切。这就是辨病与辨证结合,证中求病、病中求证的结果。肾虚综合征在临床上其治疗以补肾为基本方,但针对不同的三种病,其加减用药,各有所不同。有的用补肾益气升阳,有的是补肾基础上加用清泄下焦湿热药,有的则在补肾基础上加用益气止汗和清虚热药才能有效。

月经量少,补肾为先

当今不少青、中年妇女,因为情志不悦或精神过劳而失眠,常多见月经不调,量少,经期缩短只有两三天,此乃肝亢肾虚之证,除根据上述精神上的诱发因素,采用疏肝平肝解郁药外,当首先考虑补肾,因为青中年妇女,本应肾气充盛,则月经充裕以时下。而今因精神过劳或情志不悦伤其冲任,故月经量明显减少,经期也很短。肝亢是标,肾气亏虚是其本,故应以补肾为先,以治其本,疏肝平肝解郁以治其标,标本兼治,其效即佳。故常用仙灵脾补肾填精,再加养血调经药物为治,如当归、熟地、益母草、丹参、川芎,或加黄芪益气行血,气行则血行,必要时再加桃仁、红花以活血化瘀行经,颇收良效。

卧不安则胃不和

《内经》有记载:"胃不和则卧不安",多因食积所致,常于夜间胃胀不适而失眠,现代临床仍多见。但当今也有不少失眠症患者,因为失眠而致旧病(胃病)复发,临床多先见失眠,后见胃病旧患复发,常表现在夜间睡不安眠,又伴有胃脘不适,嘈杂,胀闷或痛等症状。这种胃不和,与古代记载常因食积而引起的"胃不和则卧不安"不一样,古代"胃不和则卧不安"多由食积引起,当以消导化积和胃为治,而今多见卧不安引起胃病旧恙复发,故"见卧不安则胃不和",首当治失眠,同时兼顾和胃,并根据胃病临床表现的不同加减用药,不能主要以消导食积的保和丸主之,也不能单就失眠治失眠,不顾旧恙胃病复发。笔者认为如果这次胃病确因失眠而引起旧恙复发,应统筹兼顾,综合辨证处理,如有必要也可嘱患者再作胃镜复查,以防他变。

脑非奇恒之府

《内经》中把脑与骨、髓、胆、女子胞等同,均属奇恒之府,当时,可能是有一定道理,但从当今解剖生理和临床实际来看,脑乃统五脏六腑之首,中医界应当重视对脑的定位和生理病理功能的研究,因为从医学科学的前沿来说,无论是中医或西医对脑的认识都比较滞后,还有很多其物质活动基础没有弄清楚,有待中西医共同去探索研究。有些中医学者为了维护中医理论的完整性,提出"心脑同一"论,中医讲的心是血肉之心,又是神明之心。仍然坚持把脑放在一边,叫后学者不必去研究,但在临床实践中经大量事实说明脑的定位和功能确居于五脏六腑之首,如针刺麻醉研究,无论针刺什么穴位,都是通过神经或经络信息传至大脑,再经大脑某代表区调节其手术区痛觉的反应,即使心脏手术,针刺心经或心包经穴位,也是通过穴位刺激信息传至大脑释放镇痛物质而起作用,没有一例能说明针刺心经心包经穴位,其信息不是通过大脑而直接起作用的。故笔者认为我们不能再把大脑置于五脏六腑之外,为"奇恒之府"之一了。

金铃子确具有肝损毒性

过去笔者常喜欢用金铃子散以疏肝止痛,用于治疗胃肠痉挛痛、痛经等。5年前一位山东患者因常患腹痛,如奔豚气样走窜阵发性痛,数次用金铃子散加味,其效果较好。该患者回山东后屡次发病就常服此方,结果有一次突然巩膜发黄。到上海检查发现肝功能异常,胆红素、ALT均明显升高,嘱咐患者立即停止服用该方。一周后,黄疸即退,ALT恢复正常。此例说明金铃子确具有肝损毒性,并且现代药理试验证明金铃子确有肝损毒副反应,《中药大辞典》内记载小鼠皮下注射川楝素13.6 mg/kg,24小时后血清丙氨酸氨基转氨酶由给药前200 U/L上升到给药后588 U/L,以后逐渐下降,第6日恢复正常。金铃子又名川楝子,为楝树之果实,以四川产品为佳,故一般处方均用川楝子,性味苦寒,有小毒,归肺胃、小肠、膀胱经,与延胡索同用,名金铃子散,用于肝郁气滞,脘腹胀痛等有较好疗效,但不宜多用、久用。故笔者在临床上现已基本不用金铃子,以防万一。

实践是第一性,理论是第二性

实践出真知,当今很多有效方药都是前人经过临床实践总结出来的,所以说它是第一性的。但是当时上升概括的理论,不一定都是正确的,有时也可能是不符合客观实际的。因此,对待前人(包括外国人)的理论见解或学说,不能认为句句是真理,需要我们在实践中不断检验和修正,才能不断完善发展新的理论和学说,以指导临床实践,做到不断继承,不断创新。才能真正有利于发展中医药。有些学者有一种误解,认为方药有效,就是其有关的传统理论也一定是正确的。殊不知,无论什么理论都是具有时代特征的。从当今实践再检验来看,有些是正确的,有些再实践证明是不正确的。不正确的就要重新修正或提出新的理论见解,以指导再实践,才能不断推进我国中医药的发展。

科研选题与设计方法

落花生枝叶治疗失眠症临床研究思路与设计方法

　　落花生枝叶是落花生的地上1/3枝叶部分。据清代赵学敏撰《本草纲目拾遗》记载：落花生又名长生果，福清县志：出国外，昔年无之，蔓生园中，花谢时，其中心有丝垂入地结实，故名。一房可二三粒，炒之味甚香美。康熙初年，僧应元往扶桑觅种寄回。后产闽地，味甘气香，能健脾胃，饮食难消运者宜之。亦可压油食用。近几年来，有关花生油、花生壳的研究报道不少，但有关花生叶食用或药用的研究、报道尚少。笔者从继承创新发展中医药出发，对花生枝叶治疗失眠症的临床和有关药学方面作了较系统研究，取得了一系列成果，带动了人才培养和中医学科建设，并获得较好的经济效益。

　　1. 借鉴"天人相应"理论思维方法　"天人相应"理论是中国古代自然哲学的经典理论，它对人与自然的关系概括得十分精辟、科学，是中医学理论研究的基础。《素问·金匮真言论》第四篇和《灵枢·营卫生会》第十八篇均认为"人与天地同纪"，人体"入夜则寐、入昼则寤"与自然界阴阳消长规律同步一致，不可分离、违背。顺之则生，逆之则害。明代李时珍的《本草纲目》，在关于为什么取合欢花、合欢皮入药用的记载就是以此理论思维为指导。李时珍观察到合欢树叶能顺乎自然界阴阳消长规律"昼开夜合"与人体"入夜则寐、入昼则寤"现象同步，因此联想到其可能对促进人体睡眠有利，故取合欢花、合欢皮为药用。受此理论思维启示，笔者于1988年在寻找治疗失眠症中草药时，回忆起幼年时生长在农村，曾看到花生叶亦具有"昼开夜合"现象，从而由此及彼，触类旁通地联想到落花生枝叶治疗失眠症的实验研究，并设想人体睡眠与醒寤和花生叶"昼开夜合"现象同步，两者可能存在共同的物质基础，如果临床试用有效，将对进一步深入研究有关药学理论机制颇有意义。因而选定该课题先作临床病例观察，在肯定花生枝叶治疗失眠症确有一定疗效的基础上，再进一步提出花生枝叶可能含有某种促睡眠物质的假说，进而为本课题药学研究提供了一条新的思路。

　　2. 反复考核临床疗效　中医药科研源于临床，必须把反复考核疗效作为基础工作。1988年至2000年我们先后采用落花生枝叶制剂治疗各种原因引起的失眠症4万余例。按照科研要求，在6个医疗单位作临床试验观察三批病例，共604例。

第一批，根据1993年原卫生部颁布的《中药新药临床研究指导原则》评定失眠症的疗效标准，单用落花生枝叶制剂治疗失眠症100例，作自身治疗前后对照观察，结果：总有效率为96%。辨证论治复方合落花生枝叶制剂治疗以失眠为主症并发较多他症病例274例，作自身治疗前后对照观察，结果：总有效率为90.6%。第二批，以国际通用的SPIEGEL量表和减分率方法评价疗效，采用落花生枝叶制剂治疗失眠症84例，结果：总有效率为83.33%。第三批经上海市科学技术委员会、原上海市卫生局委托上海市精神卫生中心和原上海医科大学附属华山医院采用双中心、随机、双盲、安慰剂平行对照146例，以国际通用的SPIEGEL量表6项内容（入睡时间、睡眠总时间、夜醒次数、睡眠深度、做梦多少、醒后感觉）综合评分作诊断评价和疗效评价，并按一般精神疾病评价疗效方法，以减分率≥80%为临床痊愈，≥50%为显效，≥30%为有效，<30%为无效。同时采用CGI量表计分评价药物副反应和安全性。两个单位临床观察146例，结果：其中治疗组72例，总有效率为73.61%，对照组74例，总有效率为43.4%，治疗组与对照组比较，$P<0.01$，具有显著性差异。治疗组与对照组总显效率比较，治疗组为58.4%，对照组为31.1%，$P<0.01$。亦具有显著性差异。CGI量表评分结果，提示：无明显副反应。上述三批临床病例反复考核的结果，证明落花生枝叶制剂治疗失眠症确有较好疗效，而无明显副反应，具有进一步新药开发研究的前景。

3. 药学研究紧扣临床应用　多年来，我们按照《国家新药审批办法》规定，药学研究密切结合临床，在肯定临床疗效的基础上，开展有关药理、药化、制剂工艺、质量标准、生药等研究，取得了较好结果。药效学研究：在第一批临床试用落花生枝叶制剂取得疗效基础上，委托上海职工医学院、原上海第二医科大学（现称上海交通大学医学院）采用小鼠自发活动光电试验和急性毒性试验、大鼠迷宫试验、猪椎-基底动脉扩张试验、免疫功能试验等，提示：落花生枝叶制剂确有较好镇静安眠作用和提高老年大鼠学习记忆能力，扩张猪椎-基底动脉血管、增强调节免疫功能作用。继而委托中国科学院脑研究所作家兔脑电、脑室灌流试验，证明花生枝叶提取物和二个单体成分亦有一定镇静催眠作用。毒理学实验委托第二军医大学药理教研室采用大鼠作3个月长期毒性试验，证明落花生枝叶制剂无明显毒副反应，提示是一种安全、有效的新中药制剂。药学研究第一阶段委托上海交通大学化学学院和上海职工医学院药理教研室通过生药采集调查、化学提取分离、制剂工艺等研究，研制成一个制剂（落花安神合剂），临床应用已10余年。第二阶段委托上海医药工业研究院再进行生药来源调查和采用另一条化学提取分离技术路线，以及相关制剂工艺、质量标准等研究，又研制成一个以落花生枝叶为主药的新的现代中药复方制剂，并建立了该制剂的质控检测指标，经临床试用90例，亦取得较好效果，无明显副反应。生药研究：一开始即固定供应产地，并委托原上海医科大学药学院和上海职工医学院生药专家作定点调查，并对当地生态环境、生长特性、栽培技术和显微结构、紫外分光光度法测定等进行技术鉴定以及生药农药残留量、金属元素等进行检测。并制定了生药指标成分含量测定。最后较好地完成了国家药品监督管理局规定的新药申报资料的各项标准。

由于我们对有关药学研究采取紧密结合临床同步开展药理、药化、生药等研究的方法，从而使整个药学研究与临床工作不脱节，既少走了弯路，也减少了经费支出。

4. 出成果、出效益、出学科、出人才　由于落花生枝叶是农民采收花生时的剩余废物，一般弃之或作柴火烧掉，长期以来，尚少有人做过开发利用研究。从1988年开始，我们成立课题组，采取边研究、边临床、边开发的方式，医科工农结合，开展落花生枝叶治疗失眠症的临床研究和药学研究。几年来，笔者先后承担部、市级课题4项，获得市级成果奖1项，2003年成果鉴定1项，局级成果奖励3项。现在研课题部级1项，局级3项，院级1项，研究室预试课题3项。1994年以来，笔者共发表相关论文60余篇，暂未发表论文、实验报告等20余篇。主编参编专著3部，国内外特邀讲学10次。落花生枝叶提取物和制备方法申请专利3项。研制完成2个制剂，1个制剂已临床应用4万余病例次，1个已完成新药临床前全部资料，正在申请国家食品药品监督管理局临床批文。同时，1个已转让企业开发新药，取得了较好经济效益。另外，还带动增加了委托加工药厂的生产和落花生枝叶产地农民的亩产收入。笔者于1993年成立上海市中医医院失眠症特色专科和研究室，1995年成立上海市中医失眠症医疗协作中心（即上海市中医失眠症特色专科），联动6个医疗单位均建立了中医失眠症特色专科或专科咨询门诊。目前上海市中医医院失眠特色专科年门诊量已达1万余人次。全国29个省（市）和海外10余个国家、地区均有患者前来就诊。使上海市中医医院中医失眠症特色专科已成为国内外闻名，具有中国传统特色的中医专科。同时根据国家中医药条例和二部一局（即原国家卫生部、人事部和国家中医药管理局）批准的名老中医师承带教培养临床型中医高级人才要求，10年来先后带教学生10名，现2名已成为学科带头人，1名晋升主任医师，4名晋升副主任医师，3名高年资主治医师。另1名硕士，1名博士正在跟师带教中。

科学研究永远是探索未知，只有不断探索未知，才能有所创新，有所发明，一个学科才能真正不断发展，江泽民同志于1996年曾指出：创新是一个民族的灵魂。同时指出：卫生改革要正确处理继承与发展的关系，要不断推进中医药现代化。上海市中医医院中医失眠症特色专科正在遵循这个指导思想和研究方向继续前进。

"891"安神合剂Ⅱ号临床研究验证实施方案和结果

"891"安神合剂Ⅱ号是笔者以中医"天人相应"理论指导临床实践，于1988年发现花生叶具有"昼开夜合"现象与人体睡眠与醒寤,自然界阴阳消长规律同步一致,设想两者可能有共同物质基础。从而对落花生叶治疗失眠症进行临床、药理、药化、制剂工艺、生药和文献等系统研究。在上海市中医医院等4个单位临床应用4万余例(次),按科研要求临床验证观察604例,其中1999年9月至2000年3月由上海市科委和原上海市卫生局委托上海市精神卫生中心、原上海医科大学附属华山医院采用双中心、随机、双盲、安慰剂、平行对照临床验证观察120例,其中治疗组60例,对照组60例,重复考核其临床疗效和安全性。以作出科学的结论,为是否需要进一步作新药开发研究决策提供依据。

1. 试验设计方案

采用多中心、随机、双盲、安慰剂、平行对照试验方法,对照试验共计60对(试验组60例,对照组60例),上海市精神卫生中心与华山医院分别完成30对。

(1)受试对象:每个病例在参加试验前,均对患者说明了试验性质、用药方法、必须完成的检查项目以及可能出现的副反应,在口头征得患者同意后,并由负责医师决定,才可入组参加试验("891"安神合剂Ⅱ号已经在上海市中医医院、上海市中西医结合医院等单位临床应用2万余人次,未发现有不良反应)。

1)入组标准:

a. 18~65岁,性别不限。

b. 失眠2周以上。

c. 经SPIEGEL量表检测,得分≥12分。

d. 近1周使用安眠药者至少用安慰剂清洗3~7天。

2)排除标准:

a. 严重躯体疾病而致失眠者。

b. 严重精神疾病而致失眠者(如精神分裂症、抑郁症、焦虑症等)。

c. 有严重药物过敏史者。

d. 严重失眠症用其他安眠药反复治疗无效者。

(2)验证药品

试验药:"891"安神合剂Ⅱ号(上海汉殷药业有限公司),规格:10 ml/支,批号:990801。保存条件:避光,放置阴暗干燥处。

对照药:安慰剂(外形与"891"安神剂Ⅱ号相同,口味相似,上海汉殷药业有限公司),规格:10 ml/支,批号:990801。保存条件:放置阴暗干燥处。

(3)试验方法

1)随机双盲法:由课题监督领导小组提供同一药厂加工的外形相同、口味相似的"891"安神合剂Ⅱ号与安慰剂两种合剂,受试病例按编号顺序随机入组"891"或安慰剂(如正在或1周内曾服用过其他安眠药,须以安慰剂清洗3~7天)。服药方法:两组病例均于早饭后服1支,临睡前半小时服2支,连续服药观察14天停药,再观察7天,看病毒有无反复。服"891"安神合剂Ⅱ号期间,禁止服用其他镇静安眠药,但因其他疾病需要,可允许合并使用其他治疗药物。

2)"脱落"病例的处理:可以根据实际情况需要,再追加观察例数。

3)观察项目

a. SPIEGEL量表(附后):于服药前、服药后第7、第14、第21天由医生与患者共同评定。

b. 中医失眠证候观察记分表(附后):于服药前、服药后第7、第14、第21天由医生评定。

c. 服药前及服药2周后检查1次EKG、生化常规、血常规、尿常规。

d. 详细观察服药后出现的副反应,反应后第7、第14、第21天各评定1次TESS。

临床试验流程图

天数		7	14	21
人口学资料	+			
病史	+			
入组、排除标准	+			
EKG	+		+	
生化、血常规、尿常规	+		+	
SPIEGEL	+	+	+	+
TESS	+	+	+	+
中医失眠症证候观察评分表	+	+	+	+
CGI	+	+	+	+

4)终止试验:验证单位备有"应急"信封,服药后若出现严重副反应,当立即停药,并采取相应措施,妥善处理。同时,立即报告组长单位、药厂和上报监督领导小组。电话:63214497。

5)病例剔除标准

a. 未能按要求服药或完成各项检查者。

b. 在试验期间又使用其他安眠药者。

c. 因有严重副反应而中断治疗者(不计疗效、计副反应)。

6)镇静安眠作用评价:根据SPIEGEL量表减分率评定疗效,≥80%为临床痊愈,≥50%为显效,≥30%为有效,<30%为无效。

a. 副反应评价:根据TESS量表进行评定。

b. 中医证候辨证疗效评价:根据中医失眠证候观察记分表,按减分率评定疗效。

c. 总体疗效评价: 根据美国NIMH修订的CGI临床疗效总评量表作出评价(附表)。

7) 统计分析

a. 用Ridit法统计比较两组总疗效, 以及SPIEGEL量表的6项内容。

b. 用卡方比较两组有效率, 可能出现副反应的例数及因副反应综合报告(并附上所有观察记录原始资料和统计分析数据资料), 经上级主任医师签字, 医院盖章, 领导签署意见后, 交临床验证组长单位和课题协作组组长单位, 再由课题协作组组长单位负责向监督领导小组报送, 并申请验收。

2. 组织领导和经费管理

鉴于该课题是上海市科学技术委员会(简称上海市科委)新药开发办、原上海市卫生局主持资助的一种特殊形式的临床验证科研项目, 非一般厂商投资的新药产品临床验证试验研究, 其组织领导形式拟作如下安排。

(1) 监督领导小组: 由上海市科委、原上海市卫生局中医处、药政处干部, 上海市精神卫生中心领导, 上海市中医医院课题组负责人组成。负责课题全部实施的领导工作, 并主持 "891" 安神合剂Ⅱ号制剂治疗药物和对照药物的配对安排、编盲和揭盲, 以保证双盲法的贯彻实施。

(2) 课题协作组: 由上海市中医医院、上海市精神卫生中心、华山医院3个单位组成。由上海市中医医院王翘楚任组长, 负责经费和药品的提供。上海市精神卫生中心、华山医院负责临床验证工作, 由上海市精神卫生中心任组长负责全部验证工作的实施和最终作出数据资料分析统计、疗效评价, 并写出总结报告, 交课题协作组组长单位, 向监督领导小组报送, 申请验收。

(3) 经费管理: 根据临床验证方案, 上海市科委新药开发办公室计划要求, 由课题协作组组长单位和临床验证单位协商一致作出经费预算计划, 全部验证研究经费下达至课题协作组组长单位, 并按上海市科委新药开发办核准的临床验证各项经费, 分2次拨给临床验证单位(第一次于临床验证开始前, 第二次于临床验证结束前)。

(4) 临床验证单位对 "891" 安神合剂Ⅱ号作出临床验证研究的资料, 可以根据自己的评价结果撰写论文发表, 也可与课题协作组长单位协商, 以协作组名义发表。

3. 试验设计实施结果

(1) 入组标准

a. 18~65岁, 性别不限;

b. 失眠2周以上;

c. 经SPIEGEL量表检测, 得分≥12分;

d. CGI疾病严重程度≥3;

e. 近1周使用安眠药者至少用安慰剂清洗3~7天。

（2）排除标准

a. 严重躯体疾病而致失眠者；

b. 严重精神疾病而致失眠者；

c. 有严重药物过敏史者；

d. 严重失眠症用其他安眠药反复治疗无效者；

e. 最近4个月内参加过同类药物临床试验者。

（3）试验方法：由课题监督领导小组将治疗组与对照组随机编盲，按就诊先后依次随机平行进入"891"组和安慰剂组，待观察结束数据统计后揭盲。

（4）病例数：计划完成120例（60对），实际入组148例，提前终止2例，完成146例。

（5）药物

a. "891" 安神合剂Ⅱ号，10 ml/支，批号：990801；

b. 安慰剂（焦糖、野菊花），10 ml/支，批号：990801。

（6）给药方法：两组病例均于早饭后服1支，临睡前半小时服2支，连续服药观察14天后，停药观察7天。

（7）观察项目及指标

a. 疗效及副反应评定：采用SPIEGEL、CGI、中医失眠证候观察评分表及TESS均分别于治疗前、治疗后1周、治疗后2周和停药后1周各评定1次。

b. 体检和实验室检查：治疗前检查一般情况，心、肺、肝、脾及神经系统。治疗前和2周治疗结束时分别查血常规、尿常规、血清谷丙转氨酶（SGPT）、肌酐（CR）、尿素氮（BUN）、心电图。

（8）疗效判断标准：主要以SPIEGEL量表减分率计算：

临床痊愈：≥80%

显效：≥50%

有效：≥30%

无效：<30%

（9）统计分析方法：由上海市精神卫生中心生物统计室完成。所有数据由专人双份输入Foxprow 2.5 for Windows，采用EP16.03对进行核对。根据数据不同类型、分布特点，采用相应的统计方法：包括描述性分析、团体t检验、配对t检验、Wilcoxon秩和检验、Wilcoxon符号秩检验、卡方检验等。以上统计过程应用SAS6.12完成。

4. 试验结果

（1）疗效分析：SPIEGEL量表评定结果：入组时"891"组的SPIEGEL量表总分为23.13 ± 4.56分，安慰剂组为22.88 ± 4.93分。经治疗后，SPIEGEL在1周后就开始明显下降,治疗2周后"891"组降至11.81±7.37分,安慰剂组降到15.36±6.90分,与治疗前相比两组治疗后评分均非常显著。而"891"组明显优于安慰剂组,经检验,两组间有显著性差异。除总分外,SPIEGEL量表中的入眠时间、总睡眠时间、夜醒次数、睡眠深度、做梦及醒后感觉等各因素在治疗后均有显著下降。比较治疗前与治疗后1周、治疗后1周与治疗结束时,SPIEGEL总分及各因素均有显著性差异,而"891"组与安慰剂组比较,除"做梦"外,都有显著差异。

(2)根据上述SPIEGEL量表减分率评定两组疗效。结果:"891"组治疗后第1、第2周及随访1周的有效率分别为61.1%(显效38.9%)、75.0%(显效58.3%)、73.6%(显效58.3%)。安慰剂组治疗后第1、第2周及随访1周的有效率分别为40.5%(显效29.7%)、43.2%(显效33.8%)、43.2%(显效31.0%)。上述各个时段两组显效和有效率比较,均有显著差异见表1。

表1　两组失眠症疗效比较(药后随访1周观察结果)

组别	例数	临床痊愈		显效		有效		无效		总有效率
		n	%	n	%	n	%	n	%	
治疗组	72	12	16.7	30	41.7	11	15.3	19	26.4	73.6
对照组	74	3	4.1	20	27.0	9	12.2	42	56.8	43.2

两组比较: $P < 0.01$。

(3)CGI评分结果:"891"组在治疗前CGI-SI为4.60±1.04分,治疗后第1、第2周及随访1周分别为3.61±1.01分,3.32±1.09分,3.28±1.10分。安慰剂组治疗前4.57±1.03分,治疗后第1、第2周及随访1周分别为4.00±1.0分,3.77±1.12分,3.74±1.14分。两组比较治疗前无显著性差异,治疗后的第1、第2、第3周均有显著性差异。此外"891"组的CGI-GI(总体进步)分在治疗后第1、第2、第3周分别为2.64±1.10分,2.26±1.10分,2.31±1.21分。该结果与安慰组的3.03±1.10分,2.76±1.21分比较均有显著性差异,CGI量表变化结果与SPIEGEL基本一致。

(4)中医失眠证候评分结果:华山医院一组统计分析:"891"对肝郁化火,阴虚火旺型证候改变较为明显。

(5)安全性评价

1)根据TESS量表的评定:除"891"组有1例在用药1周左右出现腹泻及安慰剂组有1例在服药2天后有轻度腹痛外,其余病例均未见有任何明显的副反应,这与先前上海市中医医院所报道的用"891"2万余例无任何不良反应的结果基本一致。

2)实验室检查及体检:入组时的体检,"891"组有血压偏高3例,心率异常3例,肺部啰音1例;安慰剂组有血压偏高1例,心率异常2例。实验室检查"891"组有EKG异常14例,血糖升高和白细胞减少各1例;安慰剂组EKG异常11例,GPT

升高1例,2周后血糖升高1例。上述体检及实验室检查异常者,在2周治疗结束后的复查中,其结果均与入组时相同。

5. 结论:本研究总结了上海市精神卫生中心和华山医院对"891"组与安慰剂组的随机双盲治疗失眠症146例的观察资料,结果证实"891"具有良好的改善睡眠作用。"891"组临床痊愈为16.7%,显效41.7%,有效15.3%,总有效率73.6%;与安慰剂组临床痊愈4.1%,显效27.0%,有效12.2%,总有效率43.2%。两组相比有显著性差异。通过观察不同时期的SPIEGEL和CGI量表,"891"在用药后1周即迅速起效,评分即显著下降,2周后降分更著,且与安慰剂比较有显著性差异。说明该药起效较快,并且疗效显著。此外,再通过对中医失眠证候评分表的观察:"891"对各种证型的失眠症均有明显效果,可见"891"不仅局限于某种证候的失眠症,而有着较广的适应证范围。

在2周治疗过程中,仅1例患者用药后出现腹泻(安慰剂组1例出现腹痛)其余病例均未发现有任何副反应,TESS结果无任何异常。实验室检查除1例在2周复查时血糖轻度升高以外,其余病例在复查时均无任何异常发现(入组时16例查有异常者,复查时依然未变)。

综上所述:"891"是一种有效而安全的治疗失眠症的中药制剂,不仅能改善睡眠,且适应证候广泛、无任何毒副反应,服用又较方便。因此,在治疗失眠症中有着广泛的前景,值得推广应用。

浅谈中医临床科研选题和设计方法

中医临床科学研究选题和设计方法很重要,它关系到某项研究课题是否能够取得预期成果,并在鉴定评选中是否符合"三性"(科学性、实践性、先进性)标准,而得到优选问题。二十多年来,不少中医、中西医结合专家、科技人员在临床科研工作中积累了不少经验,这种经验从科研方法学上来说,实际上也是一种成果。为了使更多的中医临床和中西医结合临床科研工作者能够研究、探讨这方面的新问题,掌握正确的科研方法,提高中医科研选题、设计水平,现将这方面的经验进行总结如下。

1. 中医临床科研的特点　什么叫科学研究? 通俗简单地讲,就是"探索未知"。人们对于自然界某一事物的某一现象,提出问题,用已知的知识和方法进行调查研究、实验观察和综合分析,以探讨其本质,掌握它的发展规律,从而取得新的认识(或见解),或者有新的发现,新的发明或创造。这种从未知到已知的实践过程,就叫作科学研究。无论基础理论或应用科学技术的研究,严格地说,都应该是这样,它不同于一般的重复应用,仍停留在原来水平上。医学科学研究的目的是防治疾病,提高疗效,保护人民健康。它的研究对象是人,研究的内容是人类生老病死规律及其防治疾病的方法。它的特点是综合性强、涉及面广、应用要求高。现代医学科学研究自从实验医学以后,一般的研究程序是从实验研究取得成果,然后到临床作试用研究。中医学是几千年来临床实践经验的积累,它的理、法、方、药经过世世代代千万人的临床实践,证明是行之有效的,又较少有副反应的。我们现在所说的中医科学研究、实际上是重新用现代科学知识和手段去整理、研究、提高它,使之提高到现代科学水平,实现中医现代化,更好地为人民健康服务。另一方面,通过研究借鉴中医学的理论、方法和丰富经验,也可以为现代医学的发展开辟一些新的途径,使之有所新的发现或创造。这种科研工作是建立在已取得临床普遍实践经验基础上的,它不同于那些从未经过人体作过临床观察的动物实验。因此中医科学研究,首先从临床研究入手,运用现代科学方法(包括现代医学)观察病例,肯定疗效,总结经验,掌握规律,然后再作实验研究,以阐明其原理,这样比较符合实际。笔者二十多年来的实践证明,这样做比过去单纯搬用现代医学的先实验、后临床的研究方法较易取得成果。中医科学研究还有一个重要的特点,就是老中医独特专长经验和文献理论的发掘整理研究,也是一个重要方面。从"中医药学是一个伟大的宝库"这个意义上开采出矿产,也是一种重要的科研成果。这种成果有较好的临床应用价值,能够指导医疗、科研、教学实践,可以叫作第一步成果。这种成果又可以提供给中医和中西医结合科研人员运用现代科学先进技术作进一步研究,取得更新的成果,可以叫第二步成果。从我国医学科学界存在着中医、西医、中西医结合三支力量、三条研究途径来看,当前对于第一步研究成果给予应有的地位和评价是至关重要的。

根据上述特点,当前中医科研的内容和范围是十分广阔的,大体有以下10个方面:① 中医临床各科防治疾病的疗效及其规律的探讨;② 老中医独特专长经验的发掘整理研究;③ 民间医师的一技之长、单方验方的发掘整理研究;④ 中医文献、医史发掘整理研究;⑤ 中西医结合运用现代科学技术手段(包括现代医学)结合临床或通过动物实验探讨中医理论的实质,求得新的认识或见解,或新的发现,新的创造与发明;⑥ 现代化中医诊断、治疗仪器的研究;⑦ 中药品种鉴定、剂型改革、药性理论和有关药化、药理的研究;⑧ 中医科研情报研究;⑨ 中医自然辩证法研究;⑩ 中医科研管理研究。

以上这10个方面都有十分丰富的研究内容,每一个方面都可以取得研究成果。

2. 关于选题方面

(1)选好科研课题的关键在于思路。思路从哪里来? 医学科学研究的多数课题都是来自临床防治疾病的实践。实践出真知,实践是检验真理的唯一标准,科研工作者体会最深。中医科研工作尤其是这样,临床医疗实践中蕴藏着丰富的选题内容,它是科研选题的源泉。如针刺麻醉就是从临床针刺治病实践中提出来的。

研究者注意到用针刺治疗急性扁桃体炎可以取得立即止痛的效果,由此及彼引出思路:针刺能不能代替麻醉药物作扁桃体摘除手术呢? 肾移植患者排异问题是目前肾移植的一个难题,西医泌尿外科向中医提出要求,能否从中医中药中寻找抗排异的方法? 上海市第一人民医院老中医从多年应用补肾安胎方法治疗先兆流产取得较好疗效的经验中,由此及彼,引出思路:既然补肾安胎方可以保护胎儿不受母体排异,那么对肾移植患者保护异体肾脏是否也有类同作用? 这种从临床实践中提出问题,引出思路、设想,进而选出研究课题的方法,是中医科研选题的一条重要经验。从多年的实践来看,比较成功的选题思路、途径和方法归纳起来大体有以下几种。

1)从西医的“空”点,中医的“特”点出发选题。长期以来,西医在临床上对舌诊、脉象比较忽视,研究者很少。虽然国外有一些零星的报道,但基本上还是两个比较大的“空白”点。中医对舌诊、脉象十分重视,形成了一套理论体系,积累了丰富的临床经验,与西医相比,其独特性是非常明显的。这两个题目的研究,虽然难度较大,但从上海近几年来的研究实践来看,只要方向明确,再有较好的思路和具体设计,认真地组织好多学科协作,落实措施,这样形成研究特色,循序渐进,预计出成果是比较稳当的。

2)从中医与西医临床治疗方法的效果比较中选题。中医临床和西医临床对不少常见病都形成了各自的一套治疗方法,特别在西医方面经常在不断更新,常常出现一种在技术水平上较先进,但在解决患者问题的实际效果上还存在不够理想的现象。而中医的治疗方法常常与此相反,看起来比较朴素简单的方法,而解决患者问题的实际效果却很好。这两者相比,谁长谁短,常被人们模糊。然而,却是有识者选择研究课题的秘诀和取得成果的捷径。如70年代初期,不少学者曾一度对国外冠心病心肌梗死外科搭桥手术十分感兴趣,争相选题者甚多。而上海华山医院某医师却有另一见解,他从请中医会诊治疗冠心病,抢救心肌梗死临床实践中看到,中医用活血化瘀药物治疗与搭桥手术治疗相比较,从技术上来说,似乎搭桥手术很先进,而从实际效果水平上来看,中医、中西医结合的治疗方法更好,并且简单易行,费用少。从两者比较中,明确了选题方向,他就选用芳香开窍,活血化瘀法治疗冠心病、心肌梗死的研究课题,从而取得较好成果。

3)从中西医理论上的交叉或矛盾之处选题。由于历史条件的不同,中医和西医这两大医药学派在理论上形成了两种不同的体系和观察分析人体生理病理的不同思维方法。中医和西医的理论都有整体性的观点。不同的是前者从“横向”角度观察分析问题较多,后者从“纵向”角度观察分析问题较多,因而形成对不少看法的交叉和矛盾,这是很自然的。但是,这些交叉和矛盾恰恰为我们把中医理论提高到现代科学水平,为探讨医学科学的新领域开辟了途径。如中医藏象学说认为肾为先天之本,肾虚则百病丛生,临床肾虚表现为腰酸腿软、畏寒肢冷、头晕耳鸣、齿摇发脱等症状,用中医补肾方法治疗效果较好;而按西医解剖生理知识肾脏并无此作用,也不承认有此病。中医藏象学说所指的"肾为先天之本"、"肾虚"证,其现代科学的本质究竟是什么? 它同西医学的肾脏或其他内脏功能(如内分泌腺等)又有什么关系呢? 多年来关于"肾的研究"就是从这里提出问题、确立研究课题的。

4)从中西医理论上近似之处选题。中医和西医理论虽然有各自的体系和特点,但是,毕竟研究的对象都是一个人,即人的生理病理规律。因此,也必然有不少理论上的认识是一致的,或者是近似的。但是这种一致和近似,还有不同的语言、不同的认识方法和处理方法,需要我们去加以整理研究。这样,不仅可以对中医原有的理论使之得到现代科学的论证和解释,同时,也可以为现代医学提供有效的治疗方法或处理原则:如阴虚、阳虚同cAMP/cGMP关系的研究,就是从这个角度去选题的。研究结果既为中医临床辨证阴虚、阳虚提供了客观指标,又为现代医学某些内分泌疾病(如甲状腺功能亢进症、甲状腺功能减退)提供了较单用西医激素治疗为优的中西医结合治疗方法。

(2)弄清有关文献情报资料,从国内外同类成果比较中选择优秀课题。从评价医学科学研究成果的标准来看,一般按水平可分5类:① 独创性成果(往往是国际水平);② 重复别人工作有新的突破或发展(常为国内先进水平);③ 重复别人工作,无新的突破或发展,但本地区、本单位有较好使用价值(地区或单位水平);④ 目前尚无实用价值,预计今后有实用价值;⑤ 重复别人工作,无新发现,也无实用价值。只有将国内外有关文献情报弄清楚了,才能以上述标准加以比较,分析其所列课题的价值水平如何,不然盲目性很大,常常出不了成果,或者出了成果,与国内外同类成果一比较,却是低水平的重复。60年代初期上海市第一结核病院同上海市针灸研究所协作选择了针麻这个研究课题,以及后来中国科学院生理研究所和上海第一医学院生理教研组选择了针麻原理研究课题,在当时来说都是国外所没有过的独创性优选课题。上海市高血压病研究所选择的气功治疗高血压病的研究课题,也是较优的,属于当时国外没有,国内也很少有人坚持做的项目,自然取得的成果独创性就较强。有些工作者不大注意这个问题,常常喜欢看到文献报道后,跟着人家后面照搬照套做,结果其所出成果都是重复性的,又无新发展。这样的成果在鉴定、评选中往往失利。所以弄清有关文献情报资料,对从事科研工作者来说至关重要。

(3)从本单位条件和院外协作可能性确定选题。选题的确定除了解决上述技术性问题外。从保证该课题的落实来说,还要看客观条件是否可行性。首先是院内的条件,如人员及其技术水平、患者来源、仪器设备、经费等四项是否都初步具备,或者稍有不足,经争取一下,也有可能解决,而不是"等米烧饭",或者半途"停工待料"。有的科研人员常常忽视这类问题,有的虽然从技术性问题上课题是定下来了，但这些问题却因为事先考虑欠周，以致科研工作不能顺利进行，甚至完全落空。院外协作不能"单相思"，也不宜用行政手段硬性规定协作任务。从近几年来的实践效果来看，以建立在三个"互相"和一个"接近"的基础上较妥。三个"互相"，即"相互需要，相互自愿，相互有利"；一个"接近"，即研究思路接近。根据这些原则寻找协作单位多数效果较好，协作中的矛盾较少。

3. 课题研究设计的基本方法　科研设计主要是保证科研工作建立在可靠的科学方法基础上，使成果具有一定的科学性。一个课题确定以后，如何按科研要求，搞好课题设计，是能否预期取得成果的关键。设计的基本原则主要是充分运用排除、暴露、比较的方法，使有关影响因素得到排除，本质的东西得到暴露，高低、真假得到比较区别。但从医学临床科研来看，有不少实际问题，常会影响科研方法设计以致所出成果科学性不强。怎样设计既符合科学性，又符合临床医疗实际情况，这是个很值得研究的问题。兹就中医临床科研经常涉及的几个基本问题，归纳如下，以供参考。

（1）确定主攻方向和开题目标。一个课题确定以后，所涉及的问题较多，不能一下子统统得到解决，必须抓主要矛盾确定主攻方向；在具体设计时，还有一个从何入手，以便各个击破的问题。要做到这一点，还是要从中医的"强"点、西医的"弱"点出发，研究考虑确定主攻方向和开题阶段目标。一般来说，全课题的主要矛盾，是本质性的问题，又有了明确的阶段目标，就有可能为这个课题的深入研究创造条件或打开缺口。这是设计上的第一法，如某组同志确定研究针刺手法这个课题，针刺手法有好多种，从哪一种手法研究入手？研究手法操作形式，还是研究针刺手法效应呢？要加以深入分析、构思和选择。通过分析构思结果考虑中医针灸临床上采用不同的手法，首先强调的是"得气"效应，认为"气至则效至"，而针刺不同手法都要有共同的"得气"效应作为基础。因此，决定抓住这个主要矛盾，把"得气"效应作为主攻方向？开题的第一阶段首先把寻找针刺"得气"效应的客观指标作为目标，从而确定应用肌电图观察针刺"得气"现象的相关变化作为开题。这样的分析构思选择主攻方向和开题阶段目标的方法，既抓住了主要矛盾，又比较符合实际，且具有中医临床科研课题的特点。

（2）研究对象的条件，力求基本一致。临床科研一般以患者为对象，但临床医疗上病种较多。一个病种，病情的轻、重程度不同，类型也不一，条件很不一致，如果无选择地都作为研究观察的对象，往往很难作出科学的结论。因此，根据课题设计思路要求，有条件地选择病种、类型是十分重要的。① 要选择诊断明确的病种，目前诊断尚未明确的病种，不宜列为研究对象（对该病病因、病理、诊断的研究是另一个研究课题）；② 有关该病的诊断、分类、分期，中医"证"的分类，均应有一定的标准，为大家所承认或接受；③ 如医疗任务上不允许按科研要求选择研究对象，可按医疗实际所收病种的具体情况进行设计。也要力争使所观察的病种诊断、分类、分期、中医辨证等标准明确、具体、统一。不同条件的对象,应分别进行观察和统计分析处理。

(3)治疗方法相对固定。要回答一种治疗方法的疗效如何,这种治疗方法一定要相对固定,不能多变,多变就很难作出明确的结论。如一个处方的主要药物应相对稳定,需要辨证加减的药物要有一个原则和相对的加减根据。要以客观标准为依据,不能单纯以个人的经验为依据。另外,药物的剂型、剂量、给药方法等也都要有所规定,做到规格统一,方法一致。

(4)建立客观观察指标。客观指标好比一把"尺"或"证人",没有它就不能判断疗效的高低或区别真假。因此,寻找和建立客观指标是科学研究十分重要的一环。客观指标要大家公认有特异性和先进性,才能说明问题和体现水平。如目前尚无比较特异的先进指标,为大家所公认的普遍常用指标,确有一定特异性,能说明问题者,也很好,不应轻看。相反,如果客观指标用得很多,有的技术上虽然很先进,但没有什么特异性,不能说明中医要探讨的问题,也是不可取的。有的同志在中医科研工作中,过分追求客观指标的先进性,而忽视特异性,往往自觉、不自觉地造成单纯围着指标转的现象,有时,就偏离了中医科研的主题。这是需要注意的。

(5)对照比较都是相对存在的,没有比较就没有鉴别,科学研究设计对照组是区别事物的重要方法,不应忽视。根据临床科研实际,一般可采用3种对照比较法:① 对某一病种的临床症状、体征、辨证、实验诊断和指标做治疗前后较系统的观察对比,逐个病例积累,待具备一定数量的资料后,进行统计分析,作出总结;② 有目的、有计划的选择同一病种,或同一类型、分期,或同一证,随机设治疗和对照两个组,采用同一实验指标,作不同治疗方法的对比观察;③ 在第一种观察结果的基础上,与过去同一病种,采用的不同治疗方法做回顾性的对比分析总结。对照比较观察的病例数,为符合生物统计学方法处理,一般30~50例即可。如科研设计很严密,观察的项目、内容、实际取得的数据比较多,从统计学处理上确能说明问题者,不足30例者也允许。从科研角度来看,如科研设计和观察方法都较严密,例数较多,当然更好。相反,如病例虽然很多,而科研设计和观察方法不严密,或者是错误的,这种例数虽然多,但意义仍不大。

(6)评价标准。要根据研究的主题内容,观察的项目和目的的不同,而设计不同方面的评价标准。如系观察某一种治疗方法的疗效,就设疗效标准,如系研究与某一诊断方法或理论有关的问题,就另设有关的评价标准。评价标准,如已有全市或全国或国际统一评价标准,应尽可能按这种统一标准评价;如没有,或虽有,但不完全符合本课题的研究内容、项目实际,也可自定标准,或者根据统一标准适当增补一些项目或内容。除了有"病"的评价标准外,特别要重视设计有中医"证"的评价标准,才能真正反映中医的研究成果。评价标准,一定要有客观性,有具体的数量和质量指标,可资衡量。不能只列一些抽象概念,使人难以具体掌握和判断。如"痊愈"、"好转"、"无效"等,从症状、体征、中医"证"等方面都要有具体描述,再加实验室检查和物理检查指标的改变,以反映其客观变化,且三者界限清楚,不混淆交叉,这样才有说服力。

(7)随访观察。随访是观察远期效果的重要方法,就临床研究来说,特别是慢性病,没有较长时间的随访观察、积累资料,是很难作出科学的结论,取得过硬的成果。随访的方法大体有3种:① 建立科研专科(或专病)随访门诊,按需要观察的项目、内容,设计随访观察记录表格,要求和通知患者定期来门诊,由研究人员亲自作随访复查观察,或作继续门诊治疗观察;② 通信随访,根据一般患者能够回答的内容、项目,设计随访书或表格,由患者或家属填写邮复,这种随访方法适用于外省市、路途较远的患者;③ 上门随访,患者来门诊不便,如果信访估计患者或家属又不能清楚地回答有关问题,那只有研究人员直接去患者家中随访。最后一种方法虽然比较麻烦,但能取得直接的资料,可靠性较强,受到患者及家属的欢迎,无论从医疗或科研角度来说都是有益的。

(8)专题观察记录表格的设计。除了加强一般临床常规病史、病程记录外,还要根据本课题上述设计要求,设计专门的观察记录表格;以资补充一般病史的不足。这种观察记录表格的内容、项目,一定要围绕主题,尽可能把涉及的相关问题都列入,以利于通过观察记录、分析统计达到比较、排除和区分,将所要探明的问题,本质性的东西,能够反映出来。因此,这种专题观察记录表格,所列内容、项目,要根据已确定的研究主题和思路,事先经过个人的充分构思和集体讨论研究设计,要求做到文字概念清楚、具体、明确,使每位研究人员填写时不致发生一词多义,造成概念模糊不清,记录不详或相互矛盾的状况。

4. 结语　本文仅从中医科研选题思路和设计思维的基本方法上做一些探讨性论述,主要供临床医疗单位从事中医、中西医结合科研工作的同道参考。本文对设计中的一些具体技术性问题涉及较少,特别是有些举例也许挂一漏万,或者有错误,敬希同志们指正。

从针麻研究得到的启示

尽管针麻临床规律及其原理研究至今尚未完全揭示,还有不少问题有待进一步深入研究,但是针刺麻醉(简称针麻)确是我国中医药发展史上一项重大突破。它的成功不仅为现代外科手术创造了一种非药物性的麻醉方法,推动了针灸医学的发展,而且催化了现代自然科学对疼痛学的研究,在神经生理、生物化学、组织化学、神经递质等学科产生了不少新概念,已成为现代世界生命科学研究的重要组成部分。1965年12月国家科学技术委员会颁发上海针麻肺切除手术186例获得成功的成果报告,1970年7月我国针麻向世界公布。针麻研究共取得国家和部级成果奖21项,其中临床研究成果奖、部级奖9项,国家级奖1项,原理研究获部级奖11项,获国家级1项。另外,我国著名生理学家张香桐教授为此还获得国际茨利休尔德奖。针麻研究成果是世界卫生组织确认我国医学科学研究五项重大成果之一,也是世界上掀起"针灸热"、"中医热"的一颗星星之火。我国针麻研究工作者作出了巨大贡献,是我国中医药发展史上光辉的一页。

为什么针刺麻醉能从临床和镇痛原理研究方面获得一系列重大成果,并在世界医学界发生如此深远的历史性重大影响,它有哪些可供今天中医药科研工作的借鉴呢?

(一)打破封闭式,开拓创造性思维

创造性思维是人们认识世界和改造世界的一种能动的思维方法,在中医药这个伟大宝库中很多重大的创造发明和理论上的发展,都是先辈们充分运用创造性思维实践活动的结果。然而近一百多年来,在我国中医药研究中却出现了两种与创造性思维相违背的封闭式的思维方法。一种是对中医药研究颇多以阐释古典以解难为至上,总结临床经验以验证前人奥意为自豪。无疑这方面做了大量工作,也曾对中医药的发展起过一定的作用,然而,发前人之未发,有所突破者少。另一种是在中医药研究中以西方医学理论为解释中医药的依据,解释不通者即认为"不科学",而予以否定,从而导致中医药受到严重的社会歧视和摧残。50年代后期,我国中医药研究打破了这两种局限性的封闭式的思维方法,重新开拓了创造性思维的实践活动,针麻研究是最典型的一例。

1. 抓住实践中的现象,开拓新的研究思路　首先对针麻研究者从选题上十分重视针刺治疗各类疼痛病症的现象,通过亲自尝试采用针刺治疗扁桃腺炎确有"立即止痛"作用的启发,发现实践中这个普遍存在的现象,从而提出其确有"立即止痛"效果这个共性规律,引出研究这一问题的思路。这是针麻研究者善于抓住中医临床实践中的大量现象捕捉其特性规律,从扩散思考到束集思考,创造性思维活动的一种过程表现。

2. 充分发挥由此及彼地联想活动,提出研究设想　针刺具有普遍止痛作用,能否代替麻醉药作扁桃腺切除手术? 研究者从针刺可以止痛这一事物联想到另一事物——外科手术和麻醉,从而提出将针刺止痛嫁接应用于外科手术代替麻醉药的设想。这一设想不以验证前人经验为满足,也不为西医药知识所局限,而是在继承中医针灸传统经验特点基础上创造一种新的医疗技术方法为目的。这种由此及彼地联想的思维活动实现了思维方法上的飞跃,为针刺止痛通向外科手术和麻醉架起了"桥"和"船",它打破了局限的封闭式的思维方式,并导向出一个正确的研究方向和目的。

3. 科学性与假定性的统一　针刺止痛移植嫁接于外科手术代替麻醉药的设想,有可能吗? 当时,不少学者均持否定态度。研究者既不随声附和,人云亦云;也不停留在空泛的争论上,而是坚定地以中医针灸的丰富临床经验为科学基础,把自己的设想同针刺确能"立即止痛"这个实践中的科学基础结合起来进行科研设计,大胆到实践中去观察针刺代替麻醉药作扁桃腺切除手术,探讨它的可能性。科学的实践结果终于证明这一设想是正确的,它实现了科学性与假定性统一。这是针麻研究者科学地运用创造性思维的结果。

(二)敢于实践,勇于探索未知

1958 ～ 1959年期间,上海、北京、陕西等省市均先后尝试采用针刺(或电针)代替麻醉药物作过外科手术的临床研究。由于针刺止痛同针刺代替麻醉药物作外科手术毕竟不是一回事。况且,手术有大小,难度有高低,对麻醉的要求各有不同,因此,到60年代初期,不少针麻研究者对深入临床研究均遇到不少困难,有的单纯从麻醉学角度出发,按自己的设想"引进"针麻,经过直接或间接的尝试以后,觉得效果不满意,且操作麻烦,就认为无推广使用价值而停止,有的则因为技术上未达到成熟阶段,就急于推广而致失败,也有的由于发生一些医疗上的问题而终止。就在这个时候上海市第一结核病院和上海市针灸研究所的科研人员敢于接过柳州结核病院尝试研究针刺代替麻醉药作肺切除手术这个课题。他们迎难而上,敢于攻坚,坚持特色,勇于创新,他们把发扬中医针灸传统特色同不断创新紧密结合起来,实现针刺止痛与肺切除手术麻醉移植嫁接研究的设想,终于取得成功。这是上海市第一结核病院和上海市针灸研究所科研人员经历的一个最艰难曲折的实践过程,也是他们在我国针麻研究历史中的一大功绩。

1. 针刺效应存在着明显的个体差异　不少研究者认为不可克服个体差异,主张停止研究这一课题。他们根据中医分"五行"人和针灸临床经验确有部分患者对针灸治病很敏感,也有部分患者不敏感的事实,采取术前对患者体质辨证分型和针刺预测的方法,观察不同类型的患者对针刺的耐受性和效应,从而获得对患者个体差异的了解,能够选其针刺预测试验优良者作针麻手术以及衡量掌握患者需要加用辅助药物的尺度。

2. 药物吸入麻醉常规使用时均有诱导期,针刺是否也需要有诱导期　研究者吸取中医针刺手法中"候气"与"守气"的经验,采取提插捻转以补为主的针刺手法,使之气至,而又能保持针刺"得气"状态。从而摸索出以提插捻转和间断留针轮换操作半小时以上的针麻诱导方法,这是把中医理论和临床经验嫁接到外科麻醉上的一种巧妙地运用。

3. 针麻取穴的验证筛选　肺切除手术切口长达24~32 cm,从切皮、切肌、刮骨衣、切肋骨、打开胸腔、处理病灶、防止纵膈扑动……直至缝皮等共15个步骤,究竟哪些穴位适应哪些手术步骤？并无文献记载,针灸医生也毫无此类经验。第一,他们从针灸治疗胸胁痛的穴位一个一个进行收集整理排队作临床止痛验证和健康人测痛试验。第二,按中医经脉所过和经气所至部位选择四肢输、原、络、郄为主而又"得气"较佳的穴位,第三,由约返博,由博返约,反复组合验证筛选,寻找最佳的穴位,使穴位从112个逐步精选到6对三组共12个穴位,为肺切除手术15个步骤的最佳穴位组。这12个穴位不是杂乱无章,而是形成新的结构,既符合中医循经辨证和辨位配穴,又符合各个手术步骤的特点。这是针灸循经取穴理论和经验在针麻手术创造性的具体应用。

4. **针麻手法的定量规范** 针刺手法临床上有多种,各位中医操作经验各有不同,针麻手法究竟选哪种手法为最佳,又怎样定量规范以利推广应用?为此,研究者选择以提插捻转手法为主,并设计以手表计时,节拍器计数,针柄贴标签记录捻转幅度等方法,摸索出针刺频率以120~150次/分为最佳,捻转幅度以180°较适宜。从而使针麻手法有了计时定量化方法,成为集体操作的规范,也为后来研究电针针麻和针麻手法仪器提供了条件。

5. **针刺"得气"为手法操作有效的重要标志** 针麻肺切除手术时间一般要4~8小时,术间麻醉药可以追加,针刺"得气"怎么保持或追加呢?他们采取既吸取针刺治病手法操作的经验,又根据肺切除手术操作时间较长的特点,采取针刺"导气-得气"和留针"守气"的一穴间断操作和多穴轮换操作的方法,使针刺"得气"能够相对稳定而不间断,达到长时间保持"气至效至"的状态。

6. **外科手术操作的协调配合** 药物麻醉要适应手术需要,针麻也应如此,但针麻患者处于清醒非完全无痛状态,往往无法做到同麻醉药一样适应手术要求。为此,研究者们既注意改进针刺选穴和手法,又注意改进外科手术操作方法,强调稳、准、轻、快,以适应针麻的特点,达到针刺与手术协调一致,这是针麻肺切除手术临床研究中外科手术上的一种创新,也是针麻肺切除手术获得成功的又一重要环节。

正由于上海市第一结核病院和上海市针灸研究所的科研人员始终坚持在科研工作中发扬中医针灸传统特色的研究方向,又敢于在实践中不断探索未知的客观规律,才使针麻临床应用于肺切除这样大的外科手术上获得成功,并总结出一套可行的临床操作基本方法,也才为后来将针麻扩大研究应用于其他大中型手术及其原理研究创造了条件,这是我国针麻研究历史中一个十分重要的阶段。

(三)多学科协作攻关,是获得重大成果的关键

医学是一门综合性的应用学科,很多研究课题都必须有多种自然科学科参与才能获得比较重大的突破。中医药更是如此。没有多学科参与研究,要获得重大突破性成果几乎成为不可能。针麻及其原理研究充分证明了这一事实。

1. **中西医相互支持密切合作,是针麻肺切除手术获得成功的重要条件** 上海

市第一结核病院和上海市针灸研究所的中西医科研人员对这一点体会最深刻。60年代，他们在临床研究实践中曾遇到的上述6大难题，如果针灸医师没有外科、麻醉科医师的支持和帮助，针灸医师几乎无能为力；如果外科、麻醉科医师没有针灸医师对中医针灸理论和经验的正确掌握和运用，外科和麻醉医师要将针刺止痛移植嫁接于肺切除手术也成为不可能。何况科学研究每向前走上一步都是十分艰难的，它必须有人们创造性思维活动的高度集中统一和能动地反映，对研究课题的主攻方向、任务和阶段目标，以及每一具体研究内容的观察设计，都必须取得手术医师、针灸医师、麻醉医师及其他有关医护人员认识上的高度统一和行动上的协调一致。才能真正做到。针麻肺切除手术在设计思路和实践上所经历的6大难题，能够被攻破，正是这2个单位中西医科研人员相互支持，紧密合作，充分发挥主观能动作用的结果。

2. 成熟一个，巩固一个，扩大研究和推广应用　当针麻肺切除手术获得成功，并总结出一套基本方法后，我们在组织向其他大中型手术扩大研究推广应用时，坚决吸取1958年"大呼隆"的教训，采取成熟一个，巩固一个的方法，将肺切除手术总结的一套针麻临床基本方法移植应用于脑、胃、子宫、心脏等手术，同时，开展甲状腺、视网膜剥离等手术，并要求各个不同手术根据自己手术的特点，设计研究内容（如针刺穴位组方等），以总结出适合自身特点的基本方法。这样既推广了针麻肺切除手术的基本方法和经验，又摸索出多个不同手术并逐个获得成功。同时，肺切除手术也受到北京、上海等有关医疗科研单位的重复验证和某些改进，从而使针麻肺切除手术成果能够从两个方面顺利地得到扩大研究和推广应用。这是上海针麻临床研究比较符合科研客观规律的一段最佳时期。继后全国成立针麻协作组，落实10个临床和5个原理研究重点课题，明确方向，集中力量验证考核几个主要手术临床规律及原理研究任务，也收到较好效果。这种由博返约的工作方法，使针麻研究成果得到考核、鉴定和巩固，使临床和原理研究结合，推向一个由广及深的新阶段。

3. 基础研究面向临床，临床研究需要基础　1964年当针麻肺切除手术在临床上基本获得成功后，除了向不同临床单位扩大研究应用于其他大中型手术外，及时地组织基础研究人员参与针麻原理研究，是一项十分重要的任务。临床研究人员有此要求，基础研究人员也认为有此必要。但是临床研究人员急于要求基础研究回答"为什么"问题，而基础研究人员则认为目前"是什么"尚未弄清楚，难以回答"为什么"问题，对针麻原理研究存在种种畏难情绪；也有的专家认为从神经生理学角度看，针麻现象已可以解释，无此研究必要，基本采取完全否定的态度；还有一些青年基础研究人员比较有兴趣，但缺乏研究思路和方法。为此我们三次邀请有关生理、生化、心理等专家参观针麻肺切除手术，并结合多次讨论交流，让基础研究人员能从临床实践的事实中开阔思路，启发兴趣，以寻求各自的研究课题。当第二次邀请张香桐、徐丰彦教授看完手术后，张香桐教授首先肯定针麻肺切除手术是成功的，在听到裴德樊主任介绍针刺也需要半小时诱导期时，他猛然引起思路，判断地说，"我看，这不单纯是神经生理学问题"，"针刺后可能产生了某一种制痛物质。对抗了手术产生的致痛物质。"他建议请生化专家再看一看。由此，基础研究人员的思路就展开了，有关生物、生理、生化、心理等专家都相继主动前来参观手术。最后，两位生理学家、一位生化教授决定派各一组研究人员到第一结核病院蹲点3个月调查研究，确定选出3个研究课题：① 针刺穴位耐痛阈健康人普查；② 针刺对大脑细胞微电极诱发电位观察；③ 针刺穴位动物交叉循环试验。自此，针刺、针麻原理研究即步入与临床研究密切结合的轨道，并获得一系列成果。事实证明，当中医药临床研究取得一定成果时，它十分需要基础研究。基础研究人员如果能面向临床，及时调查研究收集临床上的各种现象，也会顿开思路，获得丰富的基础理论研究课题，从而能作出对实践具有重要指导意义的理论研究课题。同时还证明，当时张香桐教授看了手术引发出的思路和设想，如今被国内外学者在实践中证实了。可见，一位科学家的正确思维和预测判断能力是何等重要，何等可贵！中医药科研需要多学科专家合作，专家更需要有正确的思维和设想支撑。

（四）识别、扶植和管理服务

一个自发的科研课题开始时，犹如一棵刚出土的"幼苗"，最重要的是管理者能否识别。不少管理者常把"禾苗"当"草苗"，轻易加以否定，或把"草苗"当"禾苗"，急于加以肯定，这种事在科研管理工作中是屡见不鲜的。因此，怎样识别和扶植支持科研"幼苗"，是成为一位有素养的科研管理工作者十分重要的任务。

1. **不以未知为已知，允许试验探索未知** 50年代后期，当针麻刚出土露芽时，有两种不同的认识；60年代中期针麻肺切除手术有突破时，也有两种不同的认识；70年代后期，针麻是真是假的论争，也有两种不同的认识，三次反复证明，对于一个尚处于萌芽阶段的"幼苗"，常常难以辨别，良莠不齐。此时，过早肯定，急于推广应用，往往是徒劳的拔苗助长。过早否定，不分"禾苗"与"草苗"，一概加以除去，也是片面的。针麻科研管理工作者对待尚未生长完善的科研"幼苗"，不是过早、过急地加以肯定或否定，采取允许试验探索的态度才是正确的。他们同那些高明的科学家一样，以已知知识为手段，鼓励支持科研人员去探索未知。这是一位有素养的科研管理工作者能够正确地运用科学思维方法去识别科研"幼苗"的重要标志。

2. **扶持、支持科研"幼苗"，必须把握时机，施之适当** 1958～1960年，当上海陕西的针麻科研刚露芽时，均曾受到上级领导管理部门从政策上、方向上予以鼓励，并在组织人力、物力上给予适当支持。这是针麻临床研究这棵"幼苗"，所以能在上海、陕西得到成长的一个重要条件。60年代中期，国家科学技术委员会和原卫生部门各领导视察针麻肺切除手术后,曾及时予以相适应的经费支持,并提出四项措施要求:① 肯定针麻现象,认真总结针麻临床规律,作出成果报告;② 邀请基础学科专家参加针麻原理研究,回答"为什么"的问题;③ 建造针麻大楼、看台和研究室,拍摄针麻手术电影,做好声像技术资料积累,为向国外公布做好准备;④ 对国外严格保密,什么时候公开,听中央的指示。上述这四条决策性的措施是十分正确的,它为我国针麻于1971年7月对外公布打下了扎实的技术基础和提供了物质条件上的充分准备。这是我国中医药科研历史上在国际竞争中一次成功的经验。

3. 重大科研课题必须指派专人组织协作攻关　一项有重大潜力的科研课题,在协作研究过程中常会出现许多复杂问题,需要上级领导管理部门及时帮助掌握、协调解决,特别是在可能获得突破的前夕,或者大面积推广应用中更为需要,领导管理部门如果只看到成果在望,看不到突破前或大面积推广应用中的问题,盲目乐观,任其自然发展,是不明智的。70年代针麻大力普及和卤碱疗法、鸡血疗法的一哄而起,一哄而散,均给了我们深刻的教训。60年代针麻肺切除手术突破前和之后扩大研究应用于其他大中型手术,以及组织原理研究时,原上海市卫生局曾不失时机地指派专人集中精力抓此项工作,70年代后期,全国成立针麻研究协作办公室,调派干部专门抓针麻巩固工作,均收到较好效果。他们经常深入基层了解情况,指导工作,帮助科研人员协调各方面关系,组织交流经验,沟通有无,牵线搭桥解决疑难问题,做了大量工作,这也是我国针麻研究在一个复杂的历史环境中能够获得成功的重要原因之一。

4. 正确处理协作攻关中的相互利益关系　现代科学研究必须多学科协作才能较快地获得重大成果。这是一项重大研究课题的客观需要,也是竞争的需要,是不以人们意志为转移的。但是在协作单位之间,不同学科人员之间,课题经费分配、成果上报、论文发表等相互利益关系上常会发生一些矛盾,我们一直本着"三个相互,一个接近"的原则(即相互需要、相互自愿、相互有利和研究思路接近)处理。多年来的实践证明,这样做有利于调动各方面积极因素,也有利于坚持发扬中医特色的研究方向,正确处理不同学科、单位、人员之间的利益关系。对于学术上的不同思路,不同见解,不强求一样,可以找其思路接近,"志同道合"者协作。这样做的结果,不仅在经济、名誉地位上的利益关系方面减少了矛盾,而且在学术上不同思路和见解上的矛盾也减少了,科研工作进展明显提升。实践证明,这样的协作指导原则比较符合中医药科研实际,常常也是卓而有效的。

下篇 医案实录

不 寐 医 案（50例）

（一）肝郁阳亢，瘀热交阻之不寐

1. 于某，女，63岁，2010年2月5日初诊。

主诉：失眠数10年，加重1月余。

现病史：患者长期寐差，夜寐不耐干扰。此次因长期服侍母亲过度操劳而加重，现服枣仁胶囊，夜睡1~2小时，多梦、早醒。

刻诊：入睡困难，需2~3小时方能入睡，夜睡1~2小时，多梦、早醒，头胀，精神不振，记忆力下降，心烦，纳可，大便1~2日1次，不干。舌质微红，苔薄，脉细弦。BP：118/75 mmHg。

中医诊断：不寐。

西医诊断：失眠症。

辨证：肝郁阳亢，瘀热交阻。

治疗原则：平肝解郁，清热活血安神。

处方：淮小麦30克，甘草10克，苦参15克，蝉蜕6克，僵蚕10克，天麻10克，钩藤（后下）15克，葛根30克，川芎15克，蔓荆子20克，柴胡10克，煅龙骨30克，郁金15克，石菖蒲10克，焦山栀15克，黄芩15克，赤芍15克，白芍15克，丹参30克，合欢皮30克，远志10克。水煎服，日1剂，连服14剂。

另落花安神合剂3盒，每晚睡前服2支。

二诊：2010年2月26日

药后夜寐稍好转，多梦，大便日行，易心烦，尿频。2月5日方加百合30克，续服14剂。落花安神合剂30支，每晚睡前半小时服2支。

三诊：2010年3月19日

夜睡6~7小时，多梦，夜中醒1次，心情平静，头晕，夜间口干。舌质微红，苔薄微黄。BP：118/82 mmHg。2月5日方去黄芩，加白蒺藜30克，芦根30克，百合30克，续服14剂。落花安神合剂30支，每晚睡前半小时服2支。

按语：患者长期寐差，因时间较长，亦追溯不到诱因，此次因服侍母亲劳累而加重，可见患者精神较敏感。一般来说，精神较敏感的人的特点是细心谨慎，做事追求完美，这是他们的优点，也是他们的缺点，正因为敏感，常常不耐干扰，生活中一旦有什么起起落落,很容易影响他们的心情,睡前多思,进而影响睡眠。此乃先天肝木偏旺之体,素秉不耐干扰,常易失眠。此次患者因长期服侍母亲过度操劳再加情志不悦而失眠加重,既有体力上的劳累,又有精神上的情志不畅。治疗上重在疏肝解郁,调畅情志,活血安神。方中淮小麦、甘草、苦参疏肝除烦安神,开胸散结;蝉蜕、僵蚕平肝息风止痉;天麻、钩藤平抑肝阳,息风止痉;葛根、川芎、蔓荆子活血解肌,祛风止痛;柴胡疏肝,煅龙骨平肝潜阳,郁金、石菖蒲解郁开窍安神;焦山栀、黄芩清肝经湿热,泻火除烦;赤芍、白芍、丹参活血柔肝;合欢皮、远志解郁宁心安神。全方共奏疏肝解郁,清热活血安神之效。患者服用中药28剂后,夜寐6~7小时,基本恢复正常。

（严晓丽整理）

2. 黄某,女,38岁,2009年6月9日初诊。

主诉:夜寐不安5年伴血尿1周。

现病史:5年前无明显诱因出现夜寐不安。平素有多发性肾结石和颈椎病史。近1周因劳累,出现血尿,担忧病情进展,故求治于中医。

刻诊:夜寐5小时,睡眠浅,多梦,血尿,伴有腰痛,足跟痛,神疲乏力,颈部板滞,心慌,胸闷,心烦。舌质淡红,苔薄,脉细。BP:130/80 mmHg。2009年6月9日辅助检查:尿隐血（＋＋＋）。

中医诊断:不寐,石淋。

西医诊断:失眠症,多发性肾结石。

辨证:肝郁阳亢,瘀热交阻。

治疗原则:平肝解郁安神,清热通淋止血。

处方:加味龙牡汤合小蓟饮子化裁。小蓟草30克,生蒲黄(包)15克,金钱草30克,车前草30克,淮小麦30克,甘草10克,苦参15克,蝉蜕6克,僵蚕10克,天麻10克,钩藤(后下)15克,葛根30克,川芎10克,蔓荆子20克,柴胡10克,煅龙骨30克,广郁金15克,石菖蒲10克,焦山栀15克,黄芩15克,合欢皮30克,远志10克。水煎服,日1剂,连服7天。

二诊:2009年6月16日

血尿消失5天。腰痛减轻。夜寐6~7小时,精神好转,颈部板滞缓解,心情平静,时胃胀,纳可,大便每日1次。舌质淡红,苔薄,脉细。6月12日辅助检查:尿隐血(－)。6月9日方去蔓荆子、黄芩,加八月札30克,蒲公英30克。水煎服,日1剂,连服7天。

按语:《诸病源候论·淋病诸候》:"诸淋者,由肾虚而膀胱热故也"。患者湿热蕴结,尿液受其煎熬,凝结成石,客于肾。久淋不愈,湿热耗伤正气,加之劳累,热盛伤络,迫血妄行,又担忧病情,肝气郁结,阴阳失调而致病。治拟清热通淋止血,平肝解郁安神。拟加味龙牡汤合小蓟饮子化裁。方中小蓟草、生蒲黄凉血止血;

金钱草排石消坚；车前草利湿通淋；淮小麦、甘草、苦参解郁除烦，宁心安神；合欢皮、远志、蝉蜕、僵蚕解郁开窍，养心安神；天麻、钩藤清热平抑肝阳；葛根、川芎、蔓荆子活血解肌；柴胡、煅龙骨疏肝解郁，平肝潜阳；郁金、石菖蒲解郁安神开窍；焦山栀、黄芩清热利湿除烦。全方共奏平肝解郁安神，清热通淋止血之效。二诊时血尿消失，颈部板滞缓解，但胃胀，故去蔓荆子、黄芩，加八月札、蒲公英，以清热和胃，疏肝理气。药证相符，故见效颇快。

（王惠茹整理）

3. 唐某，女，55岁，2012年7月6日初诊。

主诉：失眠1年余。

现病史：1年前因情志不悦导致失眠，现服氯硝西泮每晚1粒，夜寐2~3小时，不服镇静药物则通宵不眠，现已停经5年，有高血压史10余年，自服倍他乐克（酒石酸美托洛尔）。

刻诊：白天头晕头胀，心悸不安，烦躁易怒，颈项板硬，时有疼痛，活动后疼痛得以缓解，手指麻木夜间尤重，记忆力明显下降，纳可，二便调。舌质红，苔薄微黄，脉弦紧。BP：160/95 mmHg。

中医诊断：不寐，眩晕。

西医诊断：失眠症，高血压病。

辨证：肝郁阳亢，瘀热交阻。

治疗原则：疏肝潜阳，清热化瘀。

处方：淮小麦30克，甘草10克，苦参15克，蝉蜕6克，僵蚕10克，桑白皮30克，白蒺藜30克，怀牛膝30克，石决明（先煎）30克，天麻10克，钩藤（后下）15克，葛根30克，川芎15克，蔓荆子20克，柴胡10克，煅龙骨30克，郁金15克，石菖蒲10克，焦山栀15克，赤芍15克，白芍15克，丹参30克，合欢皮30克，夜交藤30克。

同时配以落花安神口服液，睡前半小时服2支。

二诊：2012年7月20日

药后仍服氯硝西泮每晚1粒，夜寐5~6小时，心情稍许平静，头晕头胀减轻，颈项板硬有所缓解，口干欲饮，咽红时有疼痛。舌质偏红，苔薄微黄，脉弦细。BP：150/90 mmHg。

处方：淮小麦30克，甘草10克，苦参15克，蝉蜕6克，僵蚕10克，桑白皮30克，白蒺藜30克，怀牛膝30克，石决明（先煎）30克，天麻10克，钩藤（后下）15克，葛根30克，川芎15克，蔓荆子20克，柴胡10克，煅龙骨30克，郁金15克，石菖蒲10克，焦山栀15克，赤芍15克，白芍15克，连翘15克，合欢皮30克，夜交藤30克，芦根30克。

同时配以落花安神口服液，睡前半小时服2支。

三诊：2012年8月17日

氯硝西泮用量减半，每晚半粒，夜寐4~5小时，心情平静，颈项已舒。近两日感冒，咳嗽，咽喉肿痛，口干苦，时有头晕。舌红苔微黄腻，脉浮数。BP：160/90 mmHg。

处方：江剪刀草30克，牛蒡子15克，焦山栀15克，连翘15克，黄芩15克，柴胡10克，煅龙骨30克，乌贼骨30克，蒲公英30克，桑白皮30克，白蒺藜30克，怀牛膝30克，石决明（先煎）30克，郁金15克，石菖蒲10克，赤芍15克，白芍15克，合欢皮30克，夜交藤30克，蝉蜕6克，僵蚕10克，芦根30克。

同时配以落花安神口服液，睡前半小时服2支。

按语：眩晕即头晕眼花或头旋眼黑，轻者闭目即止，重者如坐舟车，旋转不定。《内经》载"诸风掉眩，皆属于肝"。该患者原有高血压史十几年，一年前因情志不悦导致失眠症，头晕头胀、心悸心烦、颈板手麻等动脉硬化、颈椎增生病症状，证属肝郁阳亢，瘀热交阻。治当疏肝潜阳，清热化瘀。方中淮小麦、甘草、苦参解郁除烦，宁心安神；柴胡、煅龙骨、天麻、钩藤疏肝潜阳；焦山栀、赤芍、白芍、丹参清热化瘀；葛根、川芎、蔓荆子通络止痛；郁金、石菖蒲清心开窍解郁；蝉蜕、僵蚕、合欢皮、夜交藤息风安神；桑白皮、白蒺藜、怀牛膝、石决明平肝清热，滋阴潜阳，息风止痉。二诊夜寐好转，头晕减轻，有咽痛口干，加连翘、芦根清热散结，生津止渴。三诊氯硝西泮剂量减半，夜寐尚可，因外感致咳嗽、咽痛、头晕，方中去淮小麦、甘草、苦参、天麻、钩藤、葛根、川芎，加黄芩、牛蒡子、江剪刀草、乌贼骨、蒲公英散热消痈，化痰止咳，清肃肺胃。此患者原有高血压史，症见头晕、不寐，现从肝论治，施以解郁清热，潜阳息风之品，以解肝郁阳亢化风之症不仅可以减轻头晕心悸症状，还可缓解动脉硬化，预防心脑血管等重大疾病的发生，可谓"未病先防"，三诊时患者外感兼有表证，"急则治其标"故用药重在清热肃肺。

（单文整理）

4. 王某，女，54岁，2012年8月17日初诊。

主诉：失眠10余年，加重3个月。

现病史：10余年前因丈夫去世过度悲伤导致失眠，入睡难，夜寐3~4小时，早醒，未曾服用镇静类药物，已停经2年，有头痛史30余年。

刻诊：白天头痛头胀，心悸不安，烦躁易怒，耳鸣，颈项板硬，手指麻木，咽痛、口干。舌质红，苔薄微黄，脉弦细微数。BP：110/70 mmHg。

中医诊断：不寐，头痛。

西医诊断：失眠症，神经血管性头痛。

辨证：肝郁阳亢，瘀热交阻。

治疗原则：疏肝潜阳，清热化瘀，止痛。

处方：桑叶20克，白芷15克，白蒺藜30克，天麻10克，钩藤（后下）15克，葛根30克，川芎15克，蔓荆子20克，柴胡10克，煅龙骨30克，郁金15克，石菖蒲10克，焦山栀15克，赤芍15克，白芍15克，丹参30克，黄芩15克，连翘15克，合欢皮30克，夜交藤30克，蝉蜕6克，僵蚕10克，芦根30克。

同时配以落花安神口服液，睡前半小时服2支。

二诊： 2012年8月31日

药后夜寐5~6小时，头痛头胀、心悸心烦减轻，颈项板硬、手指麻木缓解，时有耳鸣腰酸，潮热汗出，口干。舌质偏红，苔薄微黄，脉弦细。

处方： 桑叶20克，白芷15克，白蒺藜30克，天麻10克，钩藤（后下）15克，葛根30克，川芎15克，蔓荆子20克，柴胡10克，煅龙骨30克，郁金15克，石菖蒲10克，焦山栀15克，赤芍15克，白芍15克，丹参30克，芦根30克，合欢皮30克，夜交藤30克，补骨脂10克，蝉蜕6克，僵蚕10克，金毛狗脊15克，仙灵脾15克，地骨皮20克。

同时配以落花安神口服液，睡前半小时服2支。

三诊： 2012年9月14日

药后夜寐7~8小时，多梦，头胀头痛减轻，已无耳鸣、腰酸，偶有心悸，记忆力明显下降。舌质淡红，苔薄，脉细。BP：120/75 mmHg。

处方： 桑叶20克，白芷15克，白蒺藜30克，天麻10克，钩藤（后下）15克，葛根30克，川芎15克，蔓荆子20克，柴胡10克，煅龙骨30克，郁金15克，石菖蒲10克，焦山栀15克，赤芍15克，白芍15克，丹参30克，芦根30克，合欢皮30克，夜交藤30克，仙灵脾15克，蝉蜕6克，僵蚕10克，地骨皮20克，益智仁10克。

同时配以落花安神口服液，睡前半小时服2支。

按语： 该患者原有头痛史，10余年前因情志过极导致失眠，未曾服用过镇静类药物，近3月失眠加重，白天头痛头胀、心悸烦躁，纳可，二便通畅，证属肝郁阳亢，瘀热交阻。治当疏肝潜阳，清热化瘀。方中柴胡、煅龙骨、天麻、钩藤疏肝潜阳；焦山栀、芦根、黄芩、葛根、川芎、赤芍、白芍清热化瘀；郁金、石菖蒲清心开窍；蝉蜕、僵蚕、合欢皮、夜交藤息风安神；桑叶、白芷、白蒺藜疏散郁热，通窍止痛；连翘消痈散结以治咽红肿痛。二诊夜寐改善，诸症减轻，见腰酸耳鸣、潮热汗出等肾虚之象，方中去黄芩、连翘，加补骨脂、狗脊补肾强腰，仙灵脾、地骨皮调补肾气。三诊夜寐明显改善，已无腰酸耳鸣、记忆力明显下降，故方中去补骨脂、狗脊，加益智仁补肾填精，健脑强智。临证时失眠伴头痛，证属肝郁阳亢，瘀热交阻者，治以桑叶、白蒺藜疏散郁热，白芷的使用则依据血压的高低进行加减，因白芷具有升高血压的作用，故血压不高的头痛患者方中加以白芷，以求良效。

（单文整理）

5. 张某，女，38岁，2012年7月6日初诊。

主诉： 失眠7~8年。

现病史： 7~8年前因精神过劳导致失眠，曾服思诺思（酒石酸唑吡坦）、佐匹克隆，现服氯硝西泮每晚1粒，夜寐3~4小时，多醒多梦，早醒。平素易患感冒，尿路感染反复发作。

刻诊：白天头晕头胀，心悸不安，烦躁易怒，口干，颈项板硬，手指麻木，小便频急，灼热疼痛，尿色深浓，腰酸坠胀。舌质红，苔薄微黄，脉弦滑微数。BP：125/80 mmHg。尿常规：尿隐血（++），尿WBC：6个/HP，尿RBC：6个/HP。

中医诊断：不寐，血淋。

西医诊断：失眠症，泌尿系感染。

辨证：肝郁阳亢，瘀热交阻，湿热下注。

治疗原则：疏肝潜阳，止血化瘀，清利湿热。

处方：淮小麦30克，甘草10克，苦参15克，蝉蜕6克，僵蚕10克，天麻10克，钩藤（后下）15克，葛根30克，川芎15克，蔓荆子20克，柴胡10克，煅龙骨30克，郁金15克，石菖蒲10克，焦山栀15克，黄芩15克，赤芍15克，白芍15克，当归15克，合欢皮30克，夜交藤30克，黄柏15克，藕节30克，蒲黄炭15克。

同时配以落花安神口服液，睡前半小时服2支。

二诊：2012年7月20日

药后仍服氯硝西泮每晚1粒，夜寐5~6小时，心情稍许平静，头晕头胀症状减轻，颈项板硬有所缓解，脘胀嘈杂，小便频，腰酸，排尿时已无灼热疼痛感，尿常规复查：尿隐血（－），WBC：3个/HP。舌质偏红，苔薄微黄，脉弦细。

处方：柴胡10克，煅龙骨30克，乌贼骨30克，八月札30克，蒲公英30克，蝉蜕6克，僵蚕10克，天麻10克，钩藤（后下）15克，葛根30克，川芎15克，蔓荆子20克，郁金15克，石菖蒲10克，焦山栀15克，黄芩15克，赤芍15克，白芍15克，当归15克，合欢皮30克，夜交藤30克，黄柏15克，车前草30克，土茯苓30克。

同时配以落花安神口服液，睡前半小时服2支。

三诊：2012年8月17日

氯硝西泮用量减半，每晚半粒，夜寐5~6小时，多梦，心情平静，颈项已舒，小便正常，已无腰酸，胃脘时有胀满、嘈杂。舌质淡红，苔薄，脉细。BP：130/80 mmHg。尿常规：小便隐血（－）。

处方：柴胡10克，煅龙骨30克，乌贼骨30克，八月札30克，蒲公英30克，蝉蜕6克，僵蚕10克，天麻10克，钩藤（后下）15克，葛根30克，川芎15克，蔓荆子20克，郁金15克，石菖蒲10克，焦山栀15克，黄芩15克，赤芍15克，白芍15克，百合30克，合欢皮30克，夜交藤30克，黄柏15克，车前草30克，土茯苓30克。

同时配以落花安神口服液，睡前半小时服2支。

按语：血尿在中医历代文献中记载属"尿血"范畴，其病机历代均有论述，多认为与热有关。如《素问》载"热移膀胱"，《金匮要略》"热在下焦"，《诸病源候论》"心脏有热，结于小肠，故小便血也。"治疗多从清利下焦湿热或清心泻火为主。该患者有失眠史7、8年，更换多种镇静安眠药物，夜寐质量差，白天头晕头胀、心悸烦躁,免疫力低下,易患感冒及反复发作的泌尿系感染,长期使用抗生素后,又导致夜寐不安、尿频、尿急难以控制,故作一般失眠症或单纯湿热下注治疗,常不见效,治以平肝清热,化瘀安神,清利湿热法,常获良效。初诊时夜寐3~4小时,多醒多梦,小便频急,灼热疼痛,腰酸坠胀,尿常规示小便隐血,尿中白细胞数量超出正常范围。病属不寐伴尿血,证属肝郁阳亢,瘀热交阻,湿热下注。治当疏肝潜阳,止血化瘀,清利湿热。治以柴胡、煅龙骨、天麻、钩藤疏肝潜阳;蝉蜕、僵蚕、苦参、淮小麦、甘草息风安神;焦山栀、黄芩、葛根、川芎、蔓荆子、赤芍、白芍、当归清热化瘀;郁金、石菖蒲清心开窍;合欢皮、夜交藤愉悦情志,宁心安神;黄柏清除下焦湿热;藕节、蒲黄炭凉血止血不留瘀。二诊夜寐5~6小时,头晕头胀、心悸心烦诸症减轻,小便隐血(-),尿中仍有较多数量白细胞,方中去藕节、蒲黄炭,加土茯苓、车前草清热解毒,利尿除湿。患者自觉脘胀嘈杂,故加八月札消除胀满,乌贼骨、蒲公英制酸止痛。三诊镇静类药物剂量减半,尿常规复查已正常,夜寐多梦改善,故原方加百合解郁安神。药后夜寐安好正气恢复,正所谓"正气存内,邪不可干。"故泌尿系感染迅速消除。

(单文整理)

6.张某,女,50岁,2012年7月13日初诊。

主诉:失眠5~6年。

现病史:5~6年前因情志不悦导致失眠伴焦虑忧郁。已停经2年。现服黛力新(氟哌噻吨美利曲辛),每日1粒;富马酸喹硫平,每日1/2粒;夜寐4~5小时,多梦多醒。

刻诊:白天头晕头胀,心悸不安,烦躁易怒,潮热汗出,多思多虑易紧张,颈项板硬,手指麻木。舌质淡红,苔薄白腻,脉弦细微数。BP:120/90 mmHg。

中医诊断:不寐,脏躁。

西医诊断:失眠症,更年期综合征。

辨证:肝郁阳亢,瘀热交阻,肾气不足。

治疗原则:疏肝潜阳,清热化瘀,调补肾气。

处方:淮小麦30克,甘草10克,苦参15克,蝉蜕6克,僵蚕10克,仙灵脾15克,地骨皮20克,知母15克,黄芩15克,天麻10克,钩藤(后下)15克,葛根30克,川芎15克,蔓荆子20克,柴胡10克,煅龙骨30克,郁金15克,石菖蒲10克,焦山栀15克,赤芍15克,白芍15克,丹参30克,合欢皮30克,夜交藤30克。

同时配以落花安神口服液,睡前半小时服2支。

二诊:2012年7月27日

药后夜寐5~6小时,黛力新(氟哌噻吨美利曲辛),每日1粒,富马酸喹硫平每日1/4粒,心情稍许平静,烘热烦躁不安均有减轻,颈项板硬、手指麻木缓解,口干,汗出较多。舌质偏红,苔薄微燥,脉弦细。

处方：淮小麦30克，甘草10克，苦参15克，蝉蜕6克，僵蚕10克，仙灵脾15克，地骨皮20克，知母15克，黄芩15克，天麻10克，钩藤（后下）15克，葛根30克，川芎15克，蔓荆子20克，柴胡10克，煅龙骨30克，郁金15克，石菖蒲10克，焦山栀15克，赤芍15克，白芍15克，丹参30克，合欢皮30克，芦根30克，碧桃干15克，糯稻根30克。

同时配以落花安神口服液，睡前半小时服2支。

三诊：2012年8月17日

药后夜寐6~7小时，多梦，停服黛力新，富马酸喹硫平每日1/4粒，心情平静，潮热出汗、颈项板硬均明显减轻，已无手指麻木。舌质淡红，苔薄根微黄，脉细。

处方：淮小麦30克，甘草10克，苦参15克，蝉蜕6克，僵蚕10克，仙灵脾15克，地骨皮20克，知母15克，黄芩15克，天麻10克，钩藤（后下）15克，葛根30克，川芎15克，蔓荆子20克，柴胡10克，煅龙骨30克，郁金15克，石菖蒲10克，焦山栀15克，赤芍15克，白芍15克，丹参30克，合欢皮30克，芦根30克，百合30克。

同时配以落花安神口服液，睡前半小时服2支。

按语：中医认为更年期综合征是肾气不足，天癸衰少，以至阴阳平衡失调造成。该患者5~6年前因情志不悦导致失眠伴焦虑忧郁，现正值更年期失眠加重，多思多虑，头晕心悸，烦躁易怒，潮热汗出，证属肝郁阳亢，瘀热交阻，肾气不足。治当疏肝潜阳，清热化瘀，调补肾气。方中淮小麦、甘草、苦参解郁除烦，宁心安神；柴胡、煅龙骨、天麻、钩藤疏肝潜阳；焦山栀、黄芩、赤芍、白芍、丹参清热化瘀；葛根、川芎、蔓荆子活血通络；郁金、石菖蒲清心开窍；蝉蜕、僵蚕、合欢皮、夜交藤息风安神；仙灵脾、地骨皮、知母调补肾气，清热除烦。二诊夜寐改善，心情稍许平静，烘热烦躁减轻，汗出较多，加入碧桃干、糯稻根止汗，芦根清热除烦，生津止渴。三诊夜寐明显好转多梦，心情平静，已无大汗出，去碧桃干、糯稻根，加百合解郁安神。更年期综合征古有记载，《金匮要略》曰"妇人脏燥，喜悲伤欲哭，如神灵所作，数欠伸，甘麦大枣汤主之。"现据现代临证特点，取其意而更其方，从肝论治改为甘麦苦参汤疏肝解郁，清热除烦，化瘀安神，用于治疗更年期失眠症，疗效甚佳。

（单文整理）

7.陈某，男，47岁，2012年8月14日初诊。

主诉：失眠2年。

现病史：患者常因气候变化影响睡眠，入睡困难，每夜入睡4~5小时，甚至时通宵难眠，心慌，紧张，担心，焦虑，怕吵，汗出多，口干，胃胀。

刻诊：夜不能寐，心烦，心慌，紧张，口干，胃胀。舌暗，苔薄，脉细。

中医诊断：不寐。

西医诊断：失眠症。

辨证：肝郁阳亢，瘀热交阻。

治疗原则：疏肝解郁，活血安神。

处方：淮小麦30克，甘草10克，苦参15克，蝉蜕6克，僵蚕10克，天麻10克，钩藤（后下）15克，葛根30克，川芎15克，柴胡10克，煅龙骨30克，蒲公英30克，赤芍、白芍各15克，乌贼骨30克，八月札30克，郁金15克，石菖蒲10克，焦山栀15克，芦根30克，丹参30克，合欢皮30克，夜交藤30克。

落花安神口服液，每晚睡前半小时服用2支；解郁Ⅱ号，每次1/2包，每日2次，冲服。

二诊：2012年9月4日

好时入睡4~5小时，差时通宵不眠，心慌心烦，出汗，怕吵，紧张，口干，颈板，胃胀，大便不爽。舌红，苔黄，脉弦。

处方：上方加蔓荆子20克。

落花安神口服液，每晚睡前半小时服用2支；解郁Ⅱ号，每次1/2包，每日2次，冲服。

三诊：2012年9月11日

患者睡眠略有好转，每夜入睡4~5小时，仍心慌心烦，胆小，易受惊吓，梦多，胃胀，大便成形。舌暗，苔薄，脉细。

处方：8月14日处方加百合30克。

落花安神口服液，每晚睡前半小时服用2支；解郁Ⅱ号，每次1/2包，每日2次，冲服。

按语：患者素易精神紧张，比较敏感，怕吵，每于气候变化不能适应而影响睡眠，病机为肝郁阳亢，瘀热交阻。淮小麦、甘草、苦参、蝉蜕、僵蚕平肝解郁息风；天麻、钩藤、葛根、川芎、柴胡、煅龙骨平肝潜阳；蒲公英、乌贼骨、八月札清热理气和胃；郁金、石菖蒲、焦山栀、芦根、丹参、赤芍、白芍清热活血安神；再加合欢皮、夜交藤引诸药入阳，同奏安神之效。解郁Ⅱ号中萱草花使人忘忧。二诊头晕加蔓荆子疏散风热，祛风止痛。三诊梦多，加百合宁心安神。部分失眠患者自身机体对外界环境适应能力较差，稍有"风吹草动"就能影响整晚的睡眠质量，因此如何调整机体尽快适应环境的变化，十分重要。

（王俊整理）

8. 刘某，男，28岁，2012年8月14日初诊。

主诉：失眠2月余。

现病史：患者入睡困难，每夜入睡3~4小时，多梦，耳鸣，颈板，手抖，心烦心慌，胸闷，口干，大便溏，胃胀，梦遗。有慢性乙型肝炎"大三阳"史（即乙肝表面抗原、乙肝e抗原、乙肝核心抗体三项阳性）。

刻诊：夜寐不安，心烦，心慌，紧张，口干，胃胀。舌暗，苔薄，脉细。

中医诊断：不寐，胁痛。

西医诊断：失眠症,慢性乙型肝炎。

辨证：肝郁阳亢,瘀热交阻。

治疗原则：疏肝解郁,活血安神。

处方：淮小麦30克,甘草10克,苦参15克,蝉蜕6克,僵蚕10克,天麻10克,钩藤(后下)15克,葛根30克,川芎15克,赤芍、白芍各15克,郁金15克,石菖蒲10克,焦山栀15克,芦根30克,丹参30克,蔓荆子20克,麦冬15克,仙灵脾15克,瓜蒌皮15克,薤白头10克,合欢皮30克,夜交藤30克。

落花安神口服液,每晚睡前半小时服用2支。

二诊：2012年8月28日

患者胸闷减轻,心慌心烦,服用左洛复(盐酸舍曲林)1片,思诺思(酒石酸唑吡坦)1片,可入睡3~4小时,颈项板滞,胃胀,大便溏。舌淡,苔黄,脉细。

处方：8月14日方加黄芪30克。

落花安神口服液,每晚睡前半小时服用2支。

三诊：2012年9月11日

患者夜寐好转,入睡3~4小时,怕冷,易紧张,思虑多,梦多,头晕。舌暗苔薄,脉滑。

处方：8月14日方加黄芪30克,去麦冬。

落花安神口服液,每晚睡前半小时服用2支。

按语：失眠症,中医称失眠为"不寐"、"目不瞑"、"不得眠"、"不得卧"等。患者有慢性乙型肝炎"大三阳"史,肝病与不寐密切相关。《临证指南医案·胁痛》曰:"久病在络,气血皆窒"。肝病日久,肝郁化火,肝郁阳亢,瘀热交阻,扰乱神明,则卧不安。治以舒肝解郁,清热活血安神。郁金、石菖蒲、焦山栀、芦根、蔓荆子、麦冬清热平肝解郁;瓜蒌皮、薤白头通阳开痹。二诊胸闷减轻。三诊夜寐好转。诸药合用,起效迅速。

（王俊整理）

9.徐某,男,27岁,2012年8月28日初诊。

主诉：失眠3年。

现病史：患者可入睡5~6小时,醒来后感疲乏,精神不振,无梦。白天头晕头胀,记忆力减退,颈项板滞,手麻,遇事易紧张,胆怯,害怕,口干,胃胀。

刻诊：夜寐不安,精神不振,耳鸣,口干口苦,便秘。舌淡,苔薄黄,脉细。

中医诊断：不寐。

西医诊断：失眠症。

辨证：肝郁阳亢,瘀热交阻。

治疗原则：疏肝解郁,活血安神。

处方：淮小麦30克,甘草10克,苦参15克,蝉蜕6克,僵蚕10克,天麻10克,钩藤(后下)15克,葛根30克,川芎15克,蔓荆子20克,郁金15克,石菖蒲10克,焦山栀15克,芦根30克,黄芩15克,煅龙骨30克,乌贼骨30克,八月札30克,蒲公英30克,合欢皮30克,桑叶20克,白蒺藜30克,柴胡10克。

落花安神口服液,每晚睡前半小时服用2支。

二诊:2012年9月11日

睡眠好转,胃胀,心情略平静,出汗多,腰酸。舌淡,苔薄,脉细。

处方:前方续进。

落花安神口服液,每晚睡前半小时服用2支。

三诊:2012年9月25日

患者睡眠安,一夜可睡7~8小时,仍易出汗。舌暗,苔薄,脉细。

处方:8月28日方改蒲公英15克。

落花安神口服液,每晚睡前半小时服用2支。

按语:失眠属中医"不寐","不得眠"范畴,常从肝论治,患者入睡醒来后感疲乏,精神不振,遇事易紧张,胆怯,害怕,为肝郁阳亢,瘀热交阻。治以疏肝解郁,活血安神。淮小麦、甘草、苦参舒肝解郁;天麻、钩藤、柴胡、葛根、煅龙骨、川芎、蔓荆子、蝉蜕、僵蚕平肝潜阳;桑叶、白蒺藜、焦山栀、芦根、黄芩清热除烦。三诊后睡眠安,心情平静。诸药合用,取效显著。

(王俊整理)

10. 张某,女,33岁,2012年8月21日初诊。

主诉:反复入睡困难8年,加重2周。

现病史:8年来患者因为家事不顺而情绪不悦,入睡困难,近2周体检提示肝功能谷丙转氨酶高于正常,故担心,入睡困难加重,未服用安眠类药物,每夜只能入睡1~2小时,伴心烦、易怒、乏力、胸闷、头晕。患者感觉记忆力明显下降,情绪易激动,敏感。有乙型肝炎病史。

刻诊:入睡困难,伴心烦、易怒、乏力、胸闷、头晕,记忆力明显下降,颈部时有酸胀感,有手指麻木,情绪易激动,敏感,腰酸腿软。咽痛音哑,胃纳可,无胃脘胀痛,无反酸嘈杂。大便正常,小便调。月经量少色暗,无痛经。舌质红,苔白薄腻,脉弦细。BP:100/70 mmHg。

中医诊断:不寐,胁痛。

西医诊断:失眠症,慢性乙型肝炎。

辨证:肝郁阳亢,瘀热交阻。

治疗原则:平肝解郁,清热活血。

处方:淮小麦30克,甘草10克,苦参15克,蝉蜕6克,僵蚕10克,垂盆草30克,白花蛇舌草30克,蒲公英30克,天麻10克,钩藤(后下)15克,葛根30克,川芎15克,柴胡15克,煅龙骨30克,广郁金15克,石菖蒲15克,焦山栀15克,黄芩15克,玉蝴蝶10克,芦根15克,赤芍、白芍各15克,延胡索15克,合欢皮30克。

落花安神合剂睡前服用2支;解郁Ⅱ号,每次1/2包,每日2次,冲服。

二诊:2012年9月11日

入睡困难好转,可入睡3~4小时,仍然多思多虑,梦多。面部痤疮反复发作,音哑依旧。舌质红,苔白,脉弦细。

处方:8月21日方加紫花地丁30克,薏苡仁30克。

落花安神合剂睡前服用2支;解郁Ⅱ号,每次1/2包,每日2次,冲服。

按语:此患者因家事不顺及担忧慢性肝病而致情志不悦,导致失眠。中医辨证为肝郁阳亢,瘀热交阻。治拟平肝解郁,活血清热。甘麦、苦参汤解郁安神,《神农本草经百种录》中记载有苦参"专治心经之火,与黄连功用相似。但黄连以去心脏之火为多,苦参以去心腑小肠之火为多。"故以苦参代替大枣更能清热安神。蝉蜕、僵蚕平肝息风;天麻、钩藤、柴胡、煅龙骨平肝潜阳;郁金、石菖蒲解郁开窍;焦山栀、黄芩清热除烦;赤芍、白芍、丹参和营活血;合欢皮、夜交藤安神定志;更佐以垂盆草、白花蛇舌草、蒲公英清热解毒治疗肝病;玉蝴蝶、芦根清咽止渴。二诊中加紫花地丁、薏苡仁清热利湿散结治疗痤疮。配合落花安神合剂调整阴阳,宁心安神;解郁Ⅱ号解愁忘忧。诸药合用,共奏平肝解郁,活血清热,安神定志之功。

(陆伟珍 整理)

11. 蔡某,女,21岁,2012年8月21日初诊。

主诉:睡眠不佳1月余。

现病史:患者因为心情不悦出现睡眠不安1月余,每夜可入睡8小时,但易醒、多梦,伴胸闷,无头晕耳鸣,未服用安眠类药物。患者感觉记忆力明显下降,心烦、易怒、紧张,口干咽干,脱发明显,腰酸腿软,情绪易激动,敏感。

刻诊:睡眠不安,易醒,多梦,伴胸闷、记忆力明显下降,心烦易怒,紧张,口干咽干,脱发明显,乏力,情绪易激动,敏感,胃纳可,无剑突下胀痛,无反酸嘈杂。大便正常。月经周期紊乱,量少色暗,无痛经。舌质红,苔黄,脉微弦细。BP: 130/80 mmHg。

中医诊断:不寐。

西医诊断:失眠症。

辨证:肝郁阳亢,瘀热交阻。

治疗原则:平肝解郁,清热活血。

处方:淮小麦30克,甘草10克,苦参10克,蝉蜕6克,僵蚕10克,柴胡15克,煅龙骨30克,天麻10克,钩藤(后下)15克,葛根30克,川芎10克,广郁金15克,石菖蒲15克,焦山栀15克,芦根15克,赤芍、白芍各15克,菟丝子30克,当归15克,合欢皮30克,夜交藤15克。

落花安神合剂,每晚睡前半小时服用2支;解郁Ⅱ号,每次1/2包,每日2次。

二诊:2012年9月4日

睡眠不安好转,多思多虑减少,月经已行,仍然有痛经,腰酸好转,脱发。舌质红,苔黄,脉微细弦。

处方: 8月21日方加延胡索15克。

落花安神合剂,每晚睡前半小时服用2支;解郁Ⅱ号,每次1/2包,每日2次。

三诊: 2012年9月18日

睡眠明显好转,时有多思多虑,脱发明显减少,大便不成形,每日1次。舌质红,苔微黄,脉细。

处方: 9月4日方加焦山楂、焦神曲各10克,荷叶30克。

落花安神合剂,每晚睡前半小时服用2支;解郁Ⅱ号,每次1/2包,每日2次。

按语: 人之情志皆以五脏精气为物质基础,有情志之伤则会影响五脏之精气,使人寤寐不安。患者郁怒伤肝,肝气郁结,郁而发热,则有急躁易怒,心烦紧张;肝不藏血,血虚则心无所主,心神不宁,多梦易醒。取甘麦大枣汤之意解郁安神,以苦参代替大枣更能清热除烦;柴胡、煅龙骨平肝,天麻、钩藤潜肝阳;郁金、石菖蒲开窍醒神;蝉蜕、僵蚕平肝风;焦山栀清热除烦;葛根、川芎行气活血解肌;芦根清热止渴;合欢皮、夜交藤安神定志;赤芍、白芍和营活血;菟丝子、当归补肾养血调经;延胡索理气止痛治疗痛经;荷叶清香升散,健脾升阳,配合焦山楂、焦神曲健脾护胃,共同改善大便不成形的情况。诸药合用,则肝气舒,瘀热解,心神安。

(陆伟珍整理)

12. 龚某,女,32岁,2012年9月4日初诊。

主诉: 反复入睡困难2年,伴头晕心悸。

现病史: 2年来患者因为情绪不悦出现入睡困难,严重时彻夜难眠,情况好时可入睡1~2小时,伴头晕、耳鸣、心悸、心烦、易怒、乏力,多汗,未服用安眠类药物。患者感觉记忆力明显下降,颈部时有酸胀感,有手指麻木,情绪易激动。

刻诊: 入睡困难,严重时彻夜难眠,伴头晕、耳鸣、心悸、心烦、易怒、乏力,多汗,口干,记忆力明显下降,颈部时有酸胀感,有手指麻木,情绪易激动。腰酸腿软。胃纳可,大便正常,小便调。月经正常,无痛经。舌质红,苔黄根腻,脉弦。BP: 110/70 mmHg。

中医诊断: 不寐。

西医诊断: 失眠症。

辨证: 肝郁阳亢,瘀热交阻。

治疗原则: 平肝解郁,清热活血。

处方: 淮小麦30克,甘草10克,苦参15克,蝉蜕6克,僵蚕10克,柴胡15克,煅龙骨30克,天麻10克,钩藤(后下)15克,葛根30克,川芎15克,蔓荆子20克,广郁金15克,石菖蒲15克,焦山栀15克,黄芩15克,赤芍、白芍各15克,丹参15克,合欢皮30克,夜交藤15克。

落花安神口服液,每晚睡前半小时服用2支。

二诊:2012年9月18日

入睡困难好转,可入睡3~4小时,心烦心悸好转,头晕减轻,仍然汗多,耳鸣,脱发明显。舌质红,苔薄白,脉弦。

处方:9月4日方加山茱萸10克,墨旱莲30克。

落花安神口服液,每晚睡前半小时服用2支。

按语:不寐之证,主要由于脏腑阴阳失调,气血失和所致。此患者因情志不悦导致失眠。经辨证为肝郁阳亢,瘀热交阻。治拟平肝解郁,活血清热。取甘麦大枣汤之意解郁安神,《神农本草经百种录》中记载有苦参"专治心经之火,与黄连功用相似。但黄连以去心脏之火为多,苦参以去心腑小肠之火为多。"故以苦参代替大枣更能清热安神;蝉蜕、僵蚕平肝息风;天麻、钩藤、柴胡、煅龙骨平肝潜阳;葛根、川芎活血解肌;蔓荆子轻扬升浮,芳香开窍可以清利头目治疗头痛;郁金、石菖蒲解郁开窍;焦山栀、黄芩清热除烦;赤芍、白芍、丹参和营活血;合欢皮、夜交藤安神定志。二诊中加山茱萸、墨旱莲滋补肾阴,改善因肝肾不足引起的眩晕耳鸣、虚汗脱发等症。配合落花安神合剂调整阴阳,宁心安神,诸药合用,共奏平肝解郁,活血清热,安神定志之功。

(陆伟珍整理)

13. 张某,女,43岁,2012年1月11日初诊。

主诉:反复失眠4年伴头痛。

现病史:失眠4年。患者既往有慢性肝病史20余年。4年前因与人争吵情绪激动后出现失眠,当地医院诊断为焦虑症,予黛力新(氟哌噻吨美利曲辛)每日2粒,睡眠可改善。服药1月后出现肝功能异常,当时考虑药物性肝损,停用黛力新,并予以保肝降酶治疗。患者开始出现失眠加重,加重与情绪波动、疲劳、月经来潮有关,每次表现为头胀痛,头重感,巅顶刺痛,入睡困难,经常通宵难眠,次日头痛加重,发作剧烈时常伴有恶心。伴有头颈板滞感,心烦意乱,右胁部隐痛,口苦。舌淡暗,苔薄微黄,脉弦细涩。BP:150/80 mmHg。上海市东方肝胆医院:头颅MRI正常。TCD:右侧颈内动脉痉挛。

中医诊断:不寐。

西医诊断:失眠症,慢性肝炎。

辨证:肝亢瘀阻。

治疗原则:平肝解,清郁热,活血通络。

处方:二白降压汤加味。桑白皮30克,白蒺藜30克,怀牛膝30克,石决明(先煎)30克,天麻10克,钩藤(后下)15克,葛根30克,川芎15克,延胡索15克,蔓荆子20克,地鳖虫10克,茵陈30克,丹参30克,焦山栀15克,黄芩15克,广郁金15克,赤芍15克,白芍15克,合欢皮30克,石菖蒲10克。

二诊：2012年2月8日

服药后，头胀痛好转，头痛表现为局限于巅顶刺痛，睡眠时间增加，入睡时间缩短。BP：130/80 mmHg。舌淡暗，苔薄白，脉弦细涩。

处方：桑叶20克，白蒺藜30克，蝉蜕6克，僵蚕10克，天麻10克，钩藤（后下）15克，葛根30克，川芎15克，延胡索15克，蔓荆子20克，地鳖虫10克，茵陈30克，丹参30克，焦山栀15克，黄芩15克，广郁金15克，赤芍15克，白芍15克，合欢皮30克，石菖蒲10克，白蒺藜30克。

三诊：2012年2月22日

患者睡眠6~8小时，头痛缓解。BP：130/70 mmHg。舌淡暗，苔薄白，脉弦细。

处方：桑叶20克，白蒺藜30克，蝉蜕6克，僵蚕10克，天麻10克，钩藤（后下）15克，葛根30克，川芎15克，延胡索15克，蔓荆子20克，地鳖虫10克，茵陈30克，丹参30克，焦山栀15克，黄芩15克，广郁金15克，赤芍15克，白芍15克，合欢皮30克，石菖蒲10克。

按语：本例患者为中年女性，为大怒后发病，而且头胀痛与情绪波动、月经等有关，故考虑从肝论治。患者病史较长，考虑到"久病入络"，而且头痛有刺痛表现，结合其舌脉，考虑其存在血瘀，其头胀痛考虑肝阳上亢，清窍失利表现，头刺痛则为瘀血阻络表现；心烦意乱，口苦，苔黄为肝热阳亢之象，综合四诊，辨证为"肝亢瘀阻"。治以桑白皮、白蒺藜、怀牛膝、石决明清肝除热；蔓荆子、延胡索止头痛；天麻、钩藤、葛根平肝；焦山栀、黄芩泻热；赤芍、丹参、川芎活血化瘀。临床常用地鳖虫通经络以治疗顽固性头痛。患者有慢性肝病病史，容易出现肝损，加用郁金、茵陈保肝。取"治风先治血，血行风自灭"之意，运用白芍和血；蝉蜕、僵蚕疏风。在疾病的诊治中，我们应始终注重清肝与活血，疏肝与泄热的关系。并嘱咐患者保持心情平静，减少情绪波动。

（王磊整理）

14. 吴某，男，27岁，2012年2月8日初诊。

主诉：失眠3月余。

现病史：起病因于毕业后工作与所学专业不符引起心情不好，加之工作繁忙发病。失眠以早醒为主要表现，开始服用安定，每日2粒，有效，但服药1周后开始反复发作。已更换多种镇静催眠药物，目前服用氯硝西泮每日1粒，睡眠时间为2~3小时，早醒，醒后难再入睡，心烦意乱，多思多虑，担心自己生恶性肿瘤，胆怯，手抖，乏力，头晕，健忘。舌淡红，苔薄少，脉弦。

中医诊断：不寐。

西医诊断：失眠症。

辨证：肝郁瘀阻。

治疗原则：疏肝解郁。

处方：淮小麦30克，甘草10克，苦参15克，蝉蜕6克，僵蚕10克，柴胡10克，煅龙骨30克，焦山栀15克，天麻10克，钩藤（后下）15克，黄芩15克，广郁金15克，石菖蒲10克，赤芍15克，白芍15克，丹参30克，合欢皮30克，夜交藤30克。

二诊：2012年2月24日

服药后睡眠时间增加到3~4小时，入睡时间缩短，心烦减轻，手抖消失，乏力，口干。舌淡红，苔薄，脉弦。

处方：淮小麦30克，甘草10克，苦参15克，蝉蜕6克，僵蚕10克，柴胡10克，煅龙骨30克，焦山栀15克，天麻10克，钩藤（后下）15克，黄芩15克，广郁金15克，石菖蒲10克，赤芍15克，白芍15克，丹参30克，合欢皮30克，夜交藤30克，芦根30克。

三诊：2012年4月4日

患者睡眠8小时左右，停用氯硝西泮。舌淡红，苔薄，脉弦。

处方：淮小麦30克，甘草10克，苦参15克，蝉蜕6克，僵蚕10克，柴胡10克，煅龙骨30克，焦山栀15克，天麻10克，钩藤（后下）15克，黄芩15克，广郁金15克，石菖蒲10克，赤芍15克，白芍15克，丹参30克，合欢皮30克，夜交藤30克，芦根30克。

按语：本患者为青年男性，平素喜欢多思多虑，因工作原因引起情志不舒起病，长期服用安眠药后一方面依赖安眠药改善睡眠，一方面担心使用安眠药产生副反应。久之既不能摆脱安眠药，而且失眠又加重。肝为将军之官，喜条达而恶抑郁，若肝失疏泄之机、条达之性则气血失和，病即由之而生。郁生百病，肝当其冲，故情志为病，多源于肝。情志不舒，肝阳亢盛，阴阳失衡，故失眠。肝阳偏亢，故心烦意乱，容易发脾气；多思多虑，胆怯为肝气郁阻表现；舌淡红，苔薄少，脉弦为肝郁表现，治以天麻、钩藤、合欢皮等平肝安神；淮小麦、甘草、苦参、郁金、石菖蒲解郁；芍药养阴柔肝，黄芩、焦山栀清肝热；合欢皮、夜交藤安神助眠。在运用中药治疗的同时，尤应注意对患者进行精神疏导，让患者树立正确的人生观、价值观，减轻患者的心理负担。

（王磊整理）

15. 朗某，女，24岁，2005年12月17日初诊。

主诉：失眠半年，加重2周。

现病史：始于工作压力大，加生活不规律，习惯于凌晨1~2点就寝。曾服褪黑素半年，入睡困难，夜睡4~5小时，且多梦易醒（每夜醒2~3次），严重时通宵难眠，白天精神疲乏，心烦易怒，颈板不适，月经尚调，面色少华。

刻诊：现入睡困难，夜睡4~5小时，多梦易醒，精神疲乏，心烦易怒，颈板不适，纳少，大便日行。苔薄微黄，舌质红，脉细微弦。BP：110/85 mmHg。

中医诊断：不寐。

西医诊断：失眠症。

辨证：肝木偏旺，瘀热交阻。

治疗原则：平肝抑木，清热化瘀。

处方：桑叶15克，天麻10克，钩藤（后下）15克，葛根30克，川芎15克，蔓荆子20克，柴胡10克，煅龙骨30克，煅牡蛎30克，郁金15克，石菖蒲10克，焦山栀15克，黄芩15克，赤芍15克，白芍15克，丹参30克，合欢皮30克，远志10克，蝉蜕6克，朱灯心3克。水煎服，日一剂，连服14剂。

另落花安神合剂3盒，每晚睡前服2支。

医嘱：注意尊重自然界阴阳消长规律，坚持早睡早起。

二诊：2006年1月14日

自诉一边服药，一边注意改变生活习惯，提早于晚10~11点种就寝，但难以入睡，仍夜睡4~5小时，多梦减少，颈项板滞减轻，心情较平静，紧张时有手抖。前方去桑叶、黄芩、丹参，加淮小麦30克，甘草10克，苦参15克，僵蚕10克。7剂。

三诊：1月21日

上药服7剂，睡眠明显改善，现每夜睡7~8小时，醒后亦能再入睡，少梦，白天心情平静，无头晕、头胀，精神较佳，纳可，便调。因面部有热疮，1月14日方加紫花地丁30克，再续进14剂，以巩固疗效。

按语：此例患者主要由于工作压力大，生活不规律形成晚睡晚起的不良习惯，此即《内经》前人所云"起居无常"所致。今患者于服药同时，颇能遵从医嘱，改变不良生活习惯，提早于10~11点钟就寝，开始尚难入睡，但能坚持不懈，再加服药，整体调治，起效较快，故三诊时睡眠即恢复正常。说明当今不少失眠症主要由于长期生活不规律引起，如果能够以中医"天人相应"理论指导，嘱患者要尊重"自然界阴阳消长规律"，坚持于10~11点以前睡觉，逐步形成良性生活习惯，对失眠症的康复和预防复发是十分重要的。

（严晓丽整理）

（二）肝郁阳亢化风之不寐

1. 刘某，女，47岁，2007年5月29日初诊。

主诉：失眠半年加重3周。

现病史：患者因情志不悦诱发失眠，近1周未服安眠药，似睡非睡，白天头晕头胀痛，颈项板滞，头皮麻，手抖，心慌心烦，胃中时有泛酸，月经紊乱，本月经行2次。有高血压史3年，现服兰迪（苯磺酸氨氯地平）。有子宫肌瘤史。

刻诊：似睡非睡，白天头晕头胀痛，颈项板滞，头皮麻，手抖，心慌心烦，胃中泛酸，胃纳一般，二便调。舌质红，苔薄根微黄腻，脉细微弦。BP: 110/75 mmHg。

中医诊断：不寐。

西医诊断：失眠症。

辨证：肝郁阳亢化风。

治疗原则：平肝息风。

处方：蝉蜕6克，僵蚕10克，淮小麦30克，甘草10克，苦参15克，桑叶15克，天麻10克，钩藤（后下）15克，柴胡10克，煅龙骨30克，煅牡蛎30克，葛根30克，川芎15克，蔓荆子20克，郁金15克，石菖蒲10克，焦山栀15克，赤芍、白芍各15克，丹参30克，合欢皮30克，远志10克。水煎服，日1剂，连服14剂。

另落花安神合剂3盒，每晚睡前半小时服2支。

二诊：2007年7月3日

服上药时夜寐改善，诸症减轻，但停药后失眠反复。现偶服安定1粒，夜睡4~5小时，头晕头胀，头部右半边发热，头皮麻，手抖，紧张时易出汗，胃纳一般，二便调。舌质红，苔薄根微黄腻。原方去丹参，加白蒺藜30克，续服，连诊两次，共进28剂。

三诊：2007年7月31日

患者不服安定，夜睡6~7小时，无头晕胀等症，头皮麻明显减轻，手抖不明显，血压稳定：115/70 mmHg，守上方以巩固疗效。

按语：《素问》曰："肝者，将军之官，谋虑出焉。"肝为刚脏，具有刚强急躁的生理特性。肝在五行属木，木性曲直，肝气具有木的冲和调达、伸展舒畅之能，肝有主疏泄的生理特性，是调畅全身气机运行的一个重要环节。肝的疏泄功能对气的升降出入之间的平衡协调，起着调节的作用。肝的疏泄功能正常，则气机调畅，气血和调，经络通利，脏腑组织的活动也就正常。如果肝的疏泄功能异常，可出现两个方面的病理表现：一是肝失疏泄，气机的疏通和畅达受阻，出现气机郁结的病理变化，如胸胁、两乳或少腹等胀痛不适；二是升发太过，形成肝气上逆，肝火上炎，肝阳上亢和肝风内动的表现，如眩晕、面赤、烦躁、易怒、筋脉拘急甚则抽搐等症状。

患者失眠伴有头晕头胀痛，并有高血压史，属于肝阳上亢，肝之阳气过于亢奋，产生头皮麻、手抖等风动症状，故属肝亢化风型失眠。又患者失眠因情志不悦引起，故辨证为肝郁阳亢化风，采用从肝论治基本方平肝息风安神。方中蝉蜕、僵蚕是主药，蝉蜕疏散肝经风热，息风止痉，僵蚕息内风，祛外风，两药相配，有平肝息风止痉作用；天麻、钩藤息风止痉，平抑肝阳；柴胡、煅龙骨、煅牡蛎平肝潜阳，又有疏肝之意；焦山栀清肝经湿热，泻火除烦；葛根、川芎活血解肌，祛风止痛；赤芍、白芍、丹参活血柔肝；合欢皮其叶有昼开夜合之特性，能安五脏，和心志，令人欢乐无忧；远志宁心安神。另加淮小麦、甘草、苦参除烦安神，开胸散结。全方共奏平肝息风，活血安神之效。患者经治疗后，夜寐逐渐改善，能睡6~7小时，基本恢复正常，且头晕头胀痛消失，头皮麻、手抖等明显减轻。由此可见采用平肝息风，解郁安神法治疗肝郁阳亢化风型失眠症确有较好的疗效。

（严晓丽整理）

2. 须某，男，74岁，2009年3月27日初诊。

主诉：夜寐多梦伴梦话、踢打动作10年。

现病史：患者多年来夜寐多梦，有噩梦，说梦话，甚至梦中从床上爬起，伴踢打动作，有时从床上摔下而受伤，症状几乎为每晚必发，甚则一晚数次，至凌晨3点后诸症减轻，脑电图检查无明显异常。白天疲乏不振。其爱人为防其夜间摔伤几乎整晚要保持清醒，苦不堪言。曾服中药治疗无明显效果。患者平素工作较紧张。胃纳可，大便调。

刻诊：夜寐多梦，有噩梦，说梦话，伴踢打动作，胃纳可，大便调。舌质红，苔薄，脉细微弦。BP: 125/85 mmHg。

中医诊断：不寐。

西医诊断：失眠症，睡惊症（夜惊）。

辨证：肝阳上亢化风，瘀热交阻。

治疗原则：平肝潜阳，清热活血，息风安神。

处方：淮小麦30克，甘草10克，苦参15克，蝉蜕6克，僵蚕10克，柴胡10克，煅龙骨30克，煅牡蛎30克，灵磁石（先煎）30克，天麻10克，钩藤（后下）15克，葛根30克，川芎15克，郁金15克，石菖蒲10克，百合30克，麦冬15克，焦山栀15克，赤芍15克，白芍15克，丹参30克，合欢皮30克，远志10克。水煎服，日1剂，连服14剂。

另落花安神口服液3盒，每晚睡前半小时服2支。

二诊：2009年4月10日

其妻代诊：服药后夜间突然惊起的症状明显减轻，今晨发作1次，有哮喘史。3月27日方加葶苈子15克，续进14剂。落花安神合剂每晚睡前半小时服2支，连服2周。

三诊：2009年4月24日

患者及家属非常感谢。患者经4周治疗后梦话、动作症状明显减轻，1周有1次半夜惊起，夜寐多梦，白天精神尚可。4月10日方续进14剂，落花安神合剂每晚睡前半小时服2支，连服2周。

按语：睡惊症（夜惊）指突然从NREM睡眠（非眼球快速运动睡眠）中觉醒，发出尖叫或呼喊，哭泣、惊恐、双目凝视及四肢全身无规律、无目的、无自主性乱动，通常在上半夜刚入睡后1~2小时发生。患者夜寐多梦，有噩梦，说梦话，梦时紧张，时从床上爬起，伴踢打动作，有时从床上摔下而受伤，白天精神疲乏等症，符合上述特征，故诊断为不寐、睡惊症。患者平素工作紧张，精神过劳，肝疏泄不畅，升发太过，肝阳上亢，肝风内动。临床采用平肝潜阳息风，清热活血安神治疗。方中蝉蜕疏散肝经风热，息风止痉，僵蚕息内风，祛外风，两药相配，有平肝息风止痉作用；天麻、钩藤息风止痉，平抑肝阳；柴胡、煅龙牡平肝潜阳；灵磁石镇惊安神，平肝潜阳，聪耳明目,纳气定喘;葛根、川芎活血解肌,祛风止痛;郁金、石菖蒲解郁开窍安神;百合、麦冬清心除烦安神,治多梦;焦山栀清肝经湿热,泻火除烦;赤芍、白芍、丹参活血柔肝;合欢皮其叶有"昼开夜合"之特性,能安五脏,和心志,令人欢乐无忧;远志宁心安神。另久病必郁,心情不畅,加淮小麦、甘草、苦参除烦安神,开胸散结。全方共奏平肝息风,活血安神之效。患者经治疗后,梦话、睡惊踢打动作症状明显减轻,频率由每晚发几次减为1周可能发1次,10年顽疾,28剂中药治疗后明显减轻,患者及家属生活质量明显提高。

(严晓丽整理)

3.徐某,女,47岁,2008年2月10日初诊。

主诉:夜寐不安伴风疹反复不愈4个月。

现病史:4个月前情志不悦出现全身风疹团,瘙痒难耐,时发时消,此消彼长。因风疹团影响睡眠,夜寐5~6小时,较浅,醒多次。现服多种抗过敏药物治疗无效。

刻诊:全身风疹团,瘙痒难耐,夜寐差,夜寐5~6小时,较浅,醒多次。精神不振,食物略冷则胃脘不适,大便干。舌质淡暗,苔薄白,脉细。

中医诊断:不寐,瘾疹。

西医诊断:失眠症,荨麻疹。

辨证:肝亢化风,瘀热交阻。

治疗原则:平肝息风,清化瘀热,安神。

处方:消风散合加味龙牡汤加减。荆芥、防风各15克,牛蒡子15克,白鲜皮20克,蝉蜕6克,僵蚕10克,柴胡10克,煅龙骨、煅牡蛎各30克,天麻10克,钩藤(后下)15克,葛根30克,川芎15克,赤芍、白芍15克,丹参30克,生地30克,知母15克,丹皮10克,桂枝9克,甘草6克,当归10克。水煎服,日1剂,连服2周。

二诊:2009年1月7日

风疹团明显减少,瘙痒减轻,夜寐5~6小时,偶醒1次,午睡半小时至1小时,白天精神转振,大便仍干,需服通便药。舌质偏暗,苔薄白,脉细。上方加羊蹄根30克。水煎服,日1剂,连服2周。

三诊:2009年1月21日

停服西药,风疹团减少,以夜间为多,夜寐5~6小时,深度增加,大便调,每日一行。舌质偏黯红,苔薄白,脉细。上方改丹皮为15克。水煎服,日1剂,连服2周。

按语:荨麻疹是因皮肤出现鲜红色或苍白色风团,时隐时现,故中医称瘾疹,西医称荨麻疹。皮疹之辨证往往误入治表的误区。此例患者因情志内伤,肝阳上亢,肌肤失养,生风生燥,阻于肌肤而致病。反复风疹不愈,大便干燥,胃脘畏寒,辨证属肝亢化风,瘀热交阻而致营卫不和。情志不悦,肝阳上亢是发病的根本原因,风邪束表,营卫不和为其标。荆芥、防风解表散风,透疹,消疮;牛蒡子疏散风热,宣肺透疹;白鲜皮清热解毒,祛风除湿;蝉蜕、僵蚕平肝解痉息风;柴胡、龙牡疏肝解郁,平肝潜阳;天麻、钩藤清热平抑肝阳;葛根、川芎活血解肌;赤芍、白芍、丹参活血化瘀,柔肝止痛;生地、知母清热泻火,凉血养阴,生津润燥;丹皮清热凉血,活血祛瘀;当归补血活血;桂枝、白芍调和营卫;甘草调和诸药。全方共奏平肝息风,清化瘀热。二诊时风疹团明显减少,瘙痒减轻,加羊蹄根清热消炎,凉血止血,疗疮治癣。三诊时风团减少,改牡丹皮15克以加强清热凉血之效。上药同用表里同治,标本兼顾。

（王惠茹整理）

4.赵某,女,53岁,2012年9月4日初诊。

主诉:睡眠不安伴惊叫1周。

现病史:近1周来患者因为哥哥生病后出现睡眠不安,恶梦不断,每夜入睡后大声惊叫,其丈夫叫醒她后自觉头晕、口唇及头皮麻木,乏力、心烦、口干、伴有潮热盗汗,急躁、胸闷,未服安眠类药物。半年前停经。

刻诊:睡眠不安,恶梦不断,每夜入睡后大声惊叫,其丈夫叫醒她后自觉头晕、口唇及头皮麻木,乏力、心烦、口干、伴有潮热盗汗,急躁、胸闷,目痛,情绪敏感,紧张,多思多虑。颈部板滞不适,否认手指麻木。胃纳可,时有恶心,无反酸嘈杂,无呕吐。大便正常,夜尿每夜1次。舌质红,苔黄,脉弦。BP:145/90 mmHg。

中医诊断:不寐,经绝前后诸症。

西医诊断:失眠症,夜惊,更年期综合征。

辨证:肝郁化风,瘀热交阻,肾气不足。

治疗原则:平肝息风,活血清热,补益肾气。

处方:淮小麦30克,甘草10克,苦参15克,蝉蜕6克,僵蚕10克,仙灵脾30克,地骨皮20克,天麻10克,钩藤(后下)15克,葛根30克,川芎15克,蔓荆子20克,柴胡15克,煅龙骨30克,广郁金15克,石菖蒲15克,焦山栀15克,芦根15克,生地黄30克,赤芍、白芍各15克,丹参15克,合欢皮30克,羚羊角粉0.6克(分2次冲服)。

落花安神口服液,睡前半小时服用2支;解郁Ⅱ号,每次1/2包,每日2次。

二诊:2012年9月18日

睡眠明显好转,惊叫明显减少,恶梦减少,口唇及头皮麻木好转,仍有乏力、口干、目痛,时有恶心,但无呕吐。大便正常。舌质红,苔微黄,脉弦。BP:110/70 mmHg。

处方:9月4日方加夜交藤15克,去生地黄30克,羚羊角粉0.6克(分2次冲服)。

落花安神口服液,睡前半小时服用2支;解郁Ⅱ号,每次1/2包,每日2次。

按语:此患者因家事不顺,烦劳伤阴,情绪郁结,五志化火,而生内风。用羚羊角粉清火息风,再取甘麦大枣汤之意养心解郁,以苦参代替大枣更能清热安神;蝉蜕、僵蚕平肝息风;天麻、钩藤、柴胡、煅龙骨平肝潜阳;郁金、石菖蒲解郁开窍;葛根、川芎、蔓荆子活血解肌;焦山栀、黄芩清热除烦;赤芍、白芍、丹参和营活血;合欢皮安神定志;更佐以仙灵脾、地骨皮补肾滋阴清热;生地黄、芦根养阴止渴。二诊中的夜交藤养心安神,祛风通络,既能安神定志,又可以改善肌肤麻木的症状。配合落花安神合剂调整阴阳,宁心安神;解郁Ⅱ号解愁忘忧。诸药合用,共奏平肝息风,活血清热,安神定志之功。药证相符,取效显著。

(陆伟珍整理)

(三)肝亢肾虚之不寐

1. 苏某,女,37岁,2009年11月27日初诊。

主诉: 失眠6月。

现病史: 始于精神过劳,不服安眠药,彻夜不寐或似睡非睡,头晕胀痛,时有潮热汗出,腰酸、尿频难控,脱发,月经量少,手足寒冷。

刻诊: 似睡非睡,头晕胀痛,潮热出汗,腰酸、尿频难控,手足寒冷,胃纳尚可,大便日行。舌质微红,苔薄。

中医诊断: 不寐。

西医诊断: 失眠症,女性尿道综合征。

证型: 肝亢肾虚。

治疗原则: 平肝益肾安神。

处方: 仙灵脾15克,地骨皮15克,菟丝子15克,补骨脂10克,制首乌30克,山茱萸10克,旱莲草30克,黑大豆30克,淡附片10克,桂枝9克,当归10克,熟地10克,天麻10克,钩藤(后下)15克,葛根15克,川芎10克,赤芍、白芍各15克,丹参30克,合欢皮30克,远志10克,蝉蜕6克,僵蚕10克。水煎服,日1剂,连服14剂。

另落花安神合剂3盒,每晚睡前服2支。

二诊: 2009年12月11日

夜睡4~6小时,无潮热汗出,无头痛,腰酸好转,经行欠畅,畏寒,足底麻,尿频难控。舌质微红,苔薄。11月27日方去当归、熟地,加郁金15克,石菖蒲10克,续服14剂。

另落花安神合剂30支,每晚睡前半小时服2支。

三诊: 2010年1月8日

停中药1周,夜睡6小时左右。入睡困难,咽中有痰,尿频难控,月经量少,舌质微红,苔薄。11月27日方去丹参,加生黄芪30克,益气固摄,天浆壳30克,清热化痰,再进14剂。

落花安神合剂30支,每晚睡前半小时服2支。

四诊: 2010年1月22日

夜寐6小时左右,咽中有痰好转,腰酸尿频。舌质微红,苔薄。2009年11月27

日方去丹参,加天浆壳30克,续进14剂。

落花安神合剂30支,每晚睡前半小时服2支。

五诊:2010年2月5日

夜睡8~9小时,小便难控好转,腰酸时有,无痰。舌质微红,苔薄。2009年11月27日方加生黄芪30克,续进14剂。

落花安神合剂30支,每晚睡前半小时服2支。

六诊:2010年2月26日

入睡可,夜睡6~7小时,腰酸时有,大便稀。舌质淡红,苔薄。11月27日方去制首乌,加生黄芪30克,续进14剂。

落花安神合剂30支,每晚睡前半小时服2支。

按语:肾虚不寐,主要由于肾气亏虚不足,三焦气化失司,膀胱通调水道不利,而致尿频、尿急或失控,尿常规(-),腰酸乏力,或伴有脚跟痛,睡不安寐,间断多醒等。多见于40岁以上更年期妇女。西医诊断女性尿道综合征。该患者虽不足40岁,但有潮热汗出、腰酸、尿频难控、脱发、月经量少等症状,肾虚现象明显,又加精神过劳,彻夜不寐或似睡非睡,此乃因精神过劳,肝阳上亢,阳气外浮不入营阴,故而不寐。治疗上主要采用平肝益肾安神。方中仙灵脾辛、甘、温,归肝肾经,具有补肾填精,强筋骨之效果;地骨皮甘、淡、寒,归肺、肝、肾经,有凉血退蒸功效,用于阴虚内热,盗汗骨蒸;菟丝子、补骨脂、制首乌、山茱萸、熟地滋阴补肾;旱莲草、黑大豆补肾乌发;淡附片、桂枝补肾温阳通络,当归养血;天麻、钩藤平肝息风;葛根解肌,配合川芎能扩张冠脉血管和脑血管,增加冠脉血流量和脑血流量;赤芍、白芍、丹参活血柔肝;合欢皮其叶有昼开夜合之特性,能促进睡眠;远志宁心安神;蝉蜕、僵蚕镇静息风安神,全方共奏益肾平肝安神之功,患者连续服药3个月后,肾虚现象明显改善,夜睡基本正常。

(严晓丽整理)

2.袁某,女,55岁,2006年9月30日初诊。

主诉:失眠2年余。

现病史:始于精神过劳,不服安眠药,夜寐好时5~6小时,差时通宵不眠。白天头晕头胀,耳鸣,心慌心烦,时有胃胀、胃嘈,烘热汗出,尿频,每夜尿3~4次。绝经5年。

刻诊:夜寐3~4小时,头晕头胀,耳鸣,心慌心烦,胃胀、嘈杂,烘热汗出,尿频,胃纳一般,大便日行1次。舌质暗,苔薄根微黄腻,脉细微弦。BP:120 / 90 mmHg。

中医诊断:不寐。

西医诊断:失眠症。

辨证:肝亢肾虚,胃失和降。

治疗原则:平肝补肾,和胃安神。

处方：仙灵脾15克，地骨皮15克，菟丝子15克，黄芪30克，芡实30克，桑叶15克，天麻10克，钩藤（后下）15克，葛根30克，川芎15克，蔓荆子20克，柴胡10克，煅龙骨30克，煅牡蛎30克，煅瓦楞子30克，八月札30克，郁金15克，石菖蒲10克，赤芍15克，白芍15克，合欢皮30克，蝉蜕6克。水煎服，日1剂，连服14剂。

二诊：2006年10月14日

药后夜寐改善，每夜能睡7~8小时，胃胀、嘈杂消失，口腔溃疡发作，尿频仍有，9月30日方减蔓荆子、八月札，加川连6克，焦山栀15克，远志10克。

三诊（2006年10月28日）、**四诊**（2006年11月11日）

口腔溃疡消失，尿频仍有，每夜尿3~4次，尿液检查无异常，仍以9月30日方仙灵脾15克，地骨皮15克，菟丝子15克，芡实30克，益肾固精；加黄芪30克，益气固摄；金樱子固精缩尿，并建议患者检查血糖。

五诊（2006年11月18日）、**六诊**（2006年11月25日）

患者遵医嘱测血糖，空腹血糖为7.48 mmol/L，餐后血糖亦高，西医诊断为糖尿病，患者服西药降糖药后不适，失眠反复，似睡非睡，头晕头胀，尿频仍作，BP：130／100 mmHg，遂开始服中药治疗。治以平肝补肾，固精缩尿方加减，血压偏高加白蒺藜平肝疏肝，淮牛膝引肝火下行，夏枯草清肝火。

七诊：（2006年12月2日）至**二十诊**（2007年6月12日）

患者夜寐稳定为7~8小时，血糖逐步下降，空腹血糖由五诊时7.48 mmol/L，九诊（2006年12月30日）降为6.3 mmol/L，十二诊（2007年2月10日）时5.8 mmol/L，十七诊（2007年4月28日）时5.2 mmol/L，十八诊（2007年6月12日）时4.8 mmol/L，血压稳定，余症基本消失。

按语：在诊治失眠症时，我们应用整体观的方法进行辨证论治，从整体角度分析病证及其变化。对任何一个局部的症状，不但要考虑到局部与内脏的直接联系，更要注意到它与其他脏腑的关系，从整体活动中去分析和研究局部症状。本案根据患者失眠伴头晕头胀，耳鸣，烘热汗出，尿频，胃胀，嘈杂，辨为肝亢肾虚，胃失和降，治拟平肝补肾，理气和胃安神。经治疗后，患者夜寐明显改善，而诸症也基本减轻，唯其口干、尿频现象仍改善不显，遂建议其测血糖，发现空腹血糖及餐后血糖都偏高，诊断患有糖尿病。患者服用西医所开降糖药后浑身不适，失眠反复，遂停服降糖药，单服中药治疗。临床根据患者口干、尿频，上消、下消症状明显，治以平肝补肾，固精缩尿为宗旨，患者连续服用数月后，肝平，肾精得以调养，口干、尿频减轻，血糖逐步下降，血压也趋于平稳，其余诸症消失。

（严晓丽整理）

3. 沈某，女，50岁，2007年2月15日初诊。

主诉：失眠4年。

现病史：始于情志不悦，绝经后加重，现偶尔睡前服舒乐安定（艾司唑仑）1

粒,效果不佳,入睡困难,多梦,早醒,每夜睡2~3小时,时有通宵不眠,白天头晕头胀,颈项板滞,手麻,胸闷心慌,心烦易躁,多思多虑,易紧张、胆怯,时烘热汗出,口干,腰酸痛,脚跟痛,尿频难控。

刻诊: 入睡困难,每夜睡2~3小时,多梦,早醒,头晕头胀,颈项板滞,手麻,胸闷心慌,心烦易躁,烘热汗出,口干,尿频难控,胃纳一般,大便偏干。舌质偏红,苔薄根微黄腻,脉细微弦。BP:100 / 70 mmHg。

中医诊断: 不寐,绝经前后诸症。

西医诊断: 失眠症,更年期综合征。

辨证: 肝亢肾虚。

治疗原则: 益肾平肝,解郁安神。

处方: 仙灵脾15克,地骨皮15克,菟丝子15克,补骨脂10克,柴胡15克,牡蛎30克,龙骨30克,天麻10克,钩藤(后下)15克,葛根15克,川芎10克,蔓荆子20克,郁金15克,石菖蒲15克,焦山栀15克,赤芍、白芍各15克,丹参30克,合欢皮30克,远志10克,蝉蜕6克,生地15克。水煎服,日1剂,连服14剂。

另落花安神合剂3盒,每晚睡前半小时服2支。

二诊: 2007年3月12日

上药服后又服原方14剂,共服28剂。自诉服药第3周后夜寐逐渐改善,每夜睡7~8小时,基本不服艾司唑仑,心情平静,烘热汗出、腰酸痛、脚跟痛、尿频等症状均明显缓解,纳可,大便仍偏干。舌质偏红,苔薄微黄。BP:110 / 70 mmHg。原方改地骨皮为20克,生地为30克,再进14剂后,以巩固疗效。

按语: 近十几年来,由于社会经济的发展和自然环境的变化,失眠症的发病率急剧上升,妇女由于身受家庭和工作的双重压力,失眠发病率也呈不断上升趋势,特别是更年期妇女由于处于特殊的年龄段,在肝肾精血亏虚,天癸已竭,机能低下的内在生理基础上出现的不适体征或症状更容易诱发失眠,常出现入睡困难、多梦、易醒、早醒、白天头晕头胀、烘热汗出、胸闷心慌、心烦易躁、口干、尿频、腰酸痛等症状。临床常以益肾平肝,解郁安神法治疗以失眠为主症的更年期综合征,主要以仙灵脾、地骨皮合从肝论治基本方加减治疗,另每晚睡前半小时加服落花安神口服液2支。方中仙灵脾辛、甘、温,归肝肾经,具有补肾填精,强筋骨之效果;地骨皮甘、淡、寒,归肺、肝、肾经,有凉血退蒸功效,用于阴虚发热,盗汗骨蒸;柴胡、牡蛎、龙骨平肝潜阳,兼有疏肝之意;天麻、钩藤平肝息风;葛根解肌,配合川芎能扩张冠状动脉血管和脑血管,增加冠脉血流量和脑血流量;郁金、石菖蒲解郁开窍安神;赤芍、白芍、丹参活血柔肝;远志宁心安神;合欢皮有昼开夜合之特性,能促进睡眠;再加花生叶"昼开夜合",同气相求,引阳入阴,解郁忘忧,则神自安。全方共奏益肾平肝,解郁安神之功,从而达到标本兼治的目的。

(严晓丽整理)

4. 王某,女,30岁,2005年9月3日初诊。

主诉: 失眠9年。

现病史: 始于情志不悦,现服盐酸文法拉辛25~50 mg,多美康(马来酸咪达唑仑)15 mg,夜寐2~4小时,白天精神不振,头晕,心烦易躁,情绪低落,时觉口、眼、鼻、咽干不适,易口腔溃疡,手足心热,腰背痛,月经量少,阴道干燥不适,时肛裂有血。

刻诊: 夜寐2~4小时,精神不振,头晕,心烦易躁,胃纳一般,大便每日1行。舌质红,苔薄少,脉细微弦。BP: 100 / 70 mmHg。

中医诊断: 不寐。

西医诊断: 失眠症。

辨证: 肝亢肾虚,阴虚内热。

治疗原则: 平肝补肾,滋阴清热。

处方: 冬桑叶15克,明天麻10克,嫩钩藤(后下)15克,粉葛根30克,大川芎15克,蔓荆子20克,软柴胡10克,龙骨30克,广郁金20克,麦冬15克,大生地10克,肥知母10克,天花粉15克,赤芍、白芍各20克,生蒲黄(包)10克,合欢皮30克,炙远志10克,净蝉蜕6克。水煎服,日1剂,连服14剂。

另落花安神合剂3盒,每晚睡前半小时服2支。

按语: 患者每半月复诊1次,处方随症加减,如呃逆嗳气加旋覆花、代赭石下气降逆,苏梗、佛手宽胸理气;腹股沟淋巴结肿大加紫花地丁、蒲公英等清热解毒。药后患者西药逐步减量,至2006年1月21日复诊时,患者停服全部西药,单服中药,每夜睡8~9小时,但常因阴道干燥,或小腹不适或阴道水样物等致失眠复发,遂结合患者腹股沟淋巴结肿大史,考虑到患者有湿毒之邪侵袭,损伤任带二脉,致带下病迁延难愈,影响睡眠,遂于2006年8月19日立平肝清热,利湿解毒治则,以平肝方加金雀根30克,土茯苓30克,椿根白皮30克,黄柏10克,紫花地丁30克,蒲公英30克,为基本方随症加减,患者又服用中药1年余。至2007年12月复诊时,睡眠基本恢复正常,稳定在7~8小时左右,且基本无会阴干燥或带下量多、小腹不适等症状。患者经过2年时间的调治,诸恙康复。

(严晓丽整理)

5. 褚某,女,31岁,2009年1月6日初诊。

主诉: 夜寐不安3年。

现病史: 近3年来,因工作压力大,出现夜寐不安。现不服安眠药,夜寐4小时左右,多梦。有女性尿道综合征、肾结石病史。

刻诊: 夜寐4小时左右,多梦,夜尿2~3次,伴尿频尿急。白天精神不振,头胀痛,稍口干,颈部板滞,伴手麻,心烦,紧张。腰酸,腿麻,胃纳可,大便日行1次,月经后期,量少。舌质微红,苔薄微黄,脉细。2009年1月6日,尿常规(-)。

中医诊断：不寐。

西医诊断：失眠症，女性尿道综合征。

辨证：肝亢肾虚。

治疗原则：平肝益肾安神。

处方：仙地汤合加味龙牡汤加减。仙灵脾15克，地骨皮20克，菟丝子15克，金樱子10克，芡实30克，补骨脂10克，生黄芪30克，天麻10克，钩藤（后下）15克，葛根30克，川芎15克，蔓荆子20克，柴胡10克，煅龙骨、煅牡蛎各30克，郁金15克，石菖蒲10克，焦山栀15克，赤芍、白芍各15克，合欢皮30克。水煎服，日1剂，连服14天。

二诊：2009年1月20日

单服中药汤剂2周，夜寐7~8小时，梦减少，夜尿2次，醒后能再入睡。白天精神转振，头胀痛减轻，颈部板滞减轻，无手麻，心情平静，腰酸和腿麻减轻，胃纳可，大便日行1次，月经量少，4天净。舌质微红，苔薄，脉细。BP：100/70 mmHg。

1月6日方加升麻15克。水煎服，日1剂，连服14天。

按语：患者精神过劳，工作压力大，情志不悦使肝失疏泄，使周身气机逆乱，肾气虚衰，阳不能入于阴，阴不能潜阳，故久不能寐；肾气虚衰，则月经经期延后量少；肾阳蒸腾气化失司，则尿频尿急；阳气上越则头胀痛；气机阻滞，血行不畅则颈部板滞，伴手麻；气机郁结于胸则心烦、紧张。治拟平肝益肾安神。拟仙地汤合加味龙牡汤加减。方中仙灵脾、地骨皮补肾壮阳，凉血退蒸；菟丝子、金樱子、补骨脂、芡实补肾壮阳，固肾涩精；生黄芪补益肾气；天麻、钩藤清热平抑肝阳；葛根、川芎、蔓荆子活血解肌；柴胡、煅龙骨、煅牡蛎疏肝解郁，平肝潜阳；郁金、石菖蒲解郁安神开窍；焦山栀清热利湿除烦；赤芍、白芍活血化瘀柔肝；合欢皮解郁安神。全方共奏平肝益肾安神之效。二诊时夜尿2次，余症均减，故原方加升麻以提举阳气。辨证精准，药证相符，故收效颇快。

（王惠茹整理）

6. 金某，女，51岁，2008年10月31日初诊。

主诉：夜寐不安10余年。

现病史：10年前因精神过劳，出现夜寐不安。现时服思诺思（酒石酸唑吡坦）1/4片，或黛力新（氟哌噻吨美利曲辛）。入睡难，间断多醒，累计夜寐5小时，治疗效果仍不满意。平素有高血压史，常服降压药物。

刻诊：夜寐不安，白天头晕胀痛，腰酸，烘热汗出时作，夜尿频，胃纳可，大便日行1次。2005年行子宫切除手术。舌质黯红，苔薄微黄，脉微弦。BP：110/70 mmHg。

中医诊断：不寐，绝经前后诸症。

西医诊断：失眠症，女性更年期综合征。

辨证：肝亢肾虚,瘀热交阻。

治疗原则：平肝益肾,活血清热安神。

处方：加味龙牡汤合仙地汤加减。桑叶20克,天麻10克,钩藤(后下)15克,葛根30克,川芎15克,柴胡10克,煅龙骨30克,郁金15克,石菖蒲10克,白蒺藜30克,焦山栀15克,地骨皮20克,淫羊藿15克,菟丝子15克,赤芍、白芍各15克,合欢皮30克,远志10克,蝉蜕3克,僵蚕10克。14剂。

落花安神口服液30支,每晚临睡前半小时服2支。

二诊：2008年11月14日

停服黛力新,偶服思诺思,夜寐6~7小时,多醒减少,头晕胀痛缓解,烘热汗出、腰酸均好转,夜尿减少。胃胀嘈,大便溏薄,日行2次,伴腹部隐痛。舌质黯红,苔薄白,脉微弦。BP：110/80 mmHg。

10月31日方去菟丝子,加白豆蔻(后下)6克。14剂。

落花安神口服液30支,每晚临睡前半小时服2支。

三诊(2008年11月28日)

基本不服思诺思,单服中药,夜寐6~7小时,间醒2次,胃部转舒,时胆怯,紧张,口干欲饮,胃纳可,大便成形,日行1~2次,无腹痛,夜尿1次,烘热汗出缓解。舌质微暗,苔薄,脉微弦。BP：120/80 mmHg。

上方再服14剂。

落花安神口服液30支,临睡前半小时服2支。

按语："肝主情志,司疏泄"。患者10年前因精神过劳,压力大,肝气郁结,气机不畅,引发不寐。《素问·上古天真论》云："女子七岁,肾气盛,齿更发长……女子七七,任脉虚,太冲脉衰少,天癸竭,地道不通,故形坏而无子也。"妇女在绝经前后,围绕月经紊乱或绝经出现一些与绝经有关的证候,如烘热汗出,烦躁易怒,潮热面红,眩晕耳鸣,心悸失眠,腰背酸楚,面浮肢肿,纳呆便溏,或月经紊乱,情志不宁等,称为绝经前后诸症。本例患者2005年行子宫切除手术,亦出现一系列绝经前后诸症的症状。临床采用平肝益肾,活血清热安神的治疗原则,自拟加味龙牡汤合仙地汤加减。方中桑叶、白蒺藜、天麻、钩藤清热平抑肝阳,葛根、川芎活血解肌;柴胡、煅龙牡疏肝解郁,平肝潜阳;郁金、石菖蒲解郁安神开窍;焦山栀清热除烦;赤芍、白芍活血化瘀柔肝;合欢皮、远志、蝉蜕、僵蚕解郁开窍养心安神。仙灵脾、地骨皮补肾壮阳,凉血退蒸;菟丝子补肾壮阳,固肾涩精。二诊时夜寐好转,夜尿减少,但胃胀嘈,大便溏薄,故减菟丝子,加白豆蔻有行气化湿之效。三诊时,诸症均减,效不更方。

(王惠茹整理)

7. 徐某,女,46岁,2009年1月20日初诊。

主诉：夜寐不安伴头痛1年余。

现病史：1年来因精神过劳出现夜寐不安伴头痛。经检查有血管性头痛病史。

发作时常服用止痛片,故求治于中医。

刻诊:夜寐差,常彻夜不眠,头痛时伴恶心、精神疲乏。喝咖啡后头痛减轻。神疲乏力,口干,颈部板滞,胃纳可,大便不畅,需服通便药,月经紊乱,后期,量多,潮热汗出时作。舌质微暗,苔薄微黄,脉细微弦。BP: 135/80 mmHg。

中医诊断:不寐,头痛。

西医诊断:失眠症,血管性头痛。

辨证:肝亢肾虚。

治疗原则:平肝益肾止痛安神。

处方:加味龙牡汤合仙地汤加减。桑叶、菊花各15克,天麻10克,葛根30克,钩藤(后下)15克,川芎15克,白蒺藜30克,柴胡10克,煅龙骨、牡蛎各30克,郁金15克,焦山栀15克,仙灵脾15克,地骨皮20克,延胡索15克,赤芍、白芍各15克,合欢皮30克,远志10克,蝉蜕6克,僵蚕10克。水煎服,日1剂。连服14天。

二诊:2009年2月3日

服用上药2周后,头痛明显减轻,恶心止,精神振,神疲乏力好转,口干减轻,颈部板滞缓解,夜寐7~8小时,大便2~3日1次,不用服通便药,胃纳可。舌质微暗,苔薄微黄,脉细微弦。1月20日加黄芩15克。水煎服,日1剂。连服14剂。

按语:《素问·五脏生成篇》曰:"是以头痛巅疾,下虚上实"。"脑为髓之海"提出脑主要依赖肝肾精血濡养,气血上充于脑。患者身为财务平素工作繁忙,精神过劳,肝木偏旺,肝阳上扰清窍。加之其年近七七,天癸将竭,肾精亏损,脑失所养,脑髓空虚,故发为不寐和头痛。治拟平肝益肾止痛安神。拟方加味龙牡汤合仙地汤加减。方中桑菊、天麻、钩藤,白蒺藜清热平抑肝阳;葛根、川芎活血解肌;柴胡、煅龙骨、牡蛎疏肝解郁,平肝潜阳;郁金解郁安神开窍;焦山栀清热利湿除烦;仙灵脾、地骨皮补肾填精,凉血退蒸;延胡索、赤芍、白芍活血化瘀柔肝止痛;合欢皮、远志解郁安神;蝉蜕、僵蚕解痉息风。全方共奏平肝益肾止痛安神之效。二诊时苔薄微黄,余症均减,原方加黄芩以清热利湿。辨证精准,药证相符,故收效颇快。

(王惠茹整理)

8.卞某,女,29岁,2012年7月6日初诊。

主诉:失眠4年余。

现病史:4年前产后致失眠,未服镇静类药物,夜寐3~4小时,入睡难,多梦易醒。

刻诊:白天头晕头胀、心悸不安、心烦易紧张,月经量少延期,每次行经2~3天,口干,皮肤干燥时有作痒,发质干枯易落。舌质淡,苔薄白,脉弦细。BP: 90/60 mmHg。

中医诊断:不寐。

西医诊断：失眠症。

辨证：肝亢肾虚,气血不足,冲任失调。

治疗原则：平肝潜阳,补肾养血,调补冲任。

处方：仙灵脾15克,地骨皮20克,黄芪30克,当归15克,熟地15克,天麻10克,钩藤(后下)15克,葛根30克,川芎15克,蔓荆子20克,柴胡10克,煅龙骨30克,郁金15克,石菖蒲10克,焦山栀15克,赤芍15克,白芍15克,丹参30克,合欢皮30克,蝉蜕6克,僵蚕10克,桃仁9克,红花6克,益母草30克。

同时配以落花安神口服液,睡前半小时服2支。

二诊：2012年7月27日

药后夜寐5~6小时,心悸心烦、紧张、头晕头胀症状均减轻,正值经期,月经量较前增加。舌质淡,苔薄白,脉弦细数。

处方：仙灵脾15克,地骨皮20克,黄芪30克,当归10克,熟地10克,天麻10克,钩藤(后下)15克,葛根30克,川芎15克,蔓荆子20克,柴胡10克,煅龙骨30克,郁金15克,石菖蒲10克,焦山栀15克,赤芍10克,白芍15克,丹参15克,合欢皮30克,蝉蜕6克,僵蚕10克。

同时配以落花安神口服液,睡前半小时服2支。

三诊：2012年8月31日

夜寐6~7小时,心情愉悦,已无心悸不安、头晕头胀症状,上次月经经期准确,未推迟,行经4天,经量较前增加,脱发。舌质淡红,苔薄白,脉细。BP：100/65 mmHg。

处方：仙灵脾15克,地骨皮20克,黄芪30克,当归10克,熟地10克,天麻10克,钩藤(后下)15克,葛根30克,川芎15克,蔓荆子20克,柴胡10克,煅龙骨30克,郁金15克,石菖蒲10克,焦山栀15克,赤芍10克,白芍15克,丹参15克,合欢皮30克,蝉蜕6克,僵蚕10克,菟丝子15克,山茱萸15克,墨旱莲30克。

同时配以落花安神口服液,睡前半小时服2支。

按语：此当属产后病,实为不荣不通之不寐。女子产后,气血大伤,阴血亏耗,肾精不足,水不涵木,阳亢犯心,故见夜寐不安,心悸烦躁,经血失充,发脱干枯诸症,证属肝亢肾虚,气血不足,冲任失调。治当平肝潜阳,补肾养血,调补冲任。方中仙灵脾、地骨皮平补肾气;黄芪、当归、熟地、丹参、白芍益气养血;赤芍、桃仁、红花、益母草、葛根、川芎、蔓荆子活血化瘀,调补冲任;天麻、钩藤、柴胡、煅龙骨、蝉蜕、僵蚕潜阳息风;焦山栀、合欢皮、郁金、石菖蒲解郁清心,安神定志。二诊夜寐改善,头晕头胀、心悸烦躁诸症减轻,经量有所增加。因正值经期,故去桃仁、红花、益母草等活血通经之品,当归、熟地、丹参、赤芍等补血活血药亦减小剂量。三诊夜寐安好,心情愉悦,诸症皆除,经量充沛,血压正常。脱发予以菟丝子平补肾气,山茱萸填精养血,墨旱莲生发乌发。治以补肾填精,益气养血,调补冲任,潜阳化瘀之法,补其不足泻其有余,治疗产后肾虚血亏之不寐症,疗效甚佳。

(单文整理)

9.沈某,女,35岁,2012年7月6日初诊。

主诉:失眠半年余。

现病史:半年前因情志不悦导致失眠。不服镇静药物则通宵不眠,现服氯硝西泮每晚2粒,夜寐4~5小时。妇科检查提示:宫颈糜烂Ⅱ度。

刻诊:白天头晕头胀,心悸不安,烦躁易怒,颈项板硬,手指麻木,记忆力明显下降,口干,带下色黄黏稠有异味。舌质黯红,苔黄厚腻,脉弦滑数。BP:105/70 mmHg。

中医诊断:不寐,带下。

西医诊断:失眠症,宫颈糜烂Ⅱ度。

辨证:肝阳偏亢,瘀热交阻,下焦湿热。

治疗原则:疏肝解郁,潜阳化瘀,清热除湿。

处方:淮小麦30克,甘草10克,苦参15克,蝉蜕6克,僵蚕10克,天麻10克,钩藤(后下)15克,葛根30克,川芎15克,蔓荆子20克,柴胡10克,煅龙骨30克,郁金15克,石菖蒲10克,焦山栀15克,赤芍15克,白芍15克,丹参30克,合欢皮30克,夜交藤30克,威灵仙30克,芦根30克,黄柏15克,土茯苓30克。

同时配以落花安神口服液,睡前半小时服2支。

二诊:2012年7月27日

药后仍服氯硝西泮每晚2粒,夜寐6~7小时,心情平静,头晕头胀减轻,颈项板硬有所缓解,带下色白异味除。舌质偏红,苔薄黄腻,脉弦数。BP:110/70 mmHg。

处方:淮小麦30克,甘草10克,苦参15克,蝉蜕6克,僵蚕10克,天麻10克,钩藤(后下)15克,葛根30克,川芎15克,蔓荆子20克,柴胡10克,煅龙骨30克,郁金15克,石菖蒲10克,焦山栀15克,赤芍15克,白芍15克,丹参30克,合欢皮30克,土茯苓30克,威灵仙30克,芦根30克,黄柏15克,夜交藤30克。

同时配以落花安神口服液,睡前半小时服2支。

三诊:2012年8月17日

氯硝西泮用量减半,每晚1粒,夜寐安好7~8小时,时而反复夜寐4~5小时,带下色白无味,大便溏薄日行2~3次,便前腹痛。舌质偏红,苔薄微黄,脉弦细。

处方:淮小麦30克,甘草10克,苦参15克,蝉蜕6克,僵蚕10克,木香6克,白豆蔻6克,黄柏15克,天麻10克,钩藤(后下)15克,葛根30克,芦根30克,川芎15克,蔓荆子20克,柴胡10克,煅龙骨30克,郁金15克,石菖蒲10克,焦山栀15克,赤芍15克,白芍15克,合欢皮30克,川连6克,荷叶30克。

同时配以落花安神口服液,睡前半小时服2支。

按语:该患者半年前因情志不悦导致失眠,需服用镇静类药物,夜寐4~5小时,并伴有妇科炎症,证属肝阳偏亢,瘀热交阻,下焦湿热,治当疏肝解郁潜阳,清热化瘀除湿。方中淮小麦、甘草、苦参、麦冬解郁除烦,宁心安神;柴胡、煅龙骨、天麻、钩藤疏肝潜阳;焦山栀、芦根、葛根、川芎、赤芍、白芍清热化瘀;丹参、蔓荆子、威灵仙通经活络;郁金、石菖蒲清心开窍;蝉蜕、僵蚕、合欢皮、夜交藤息风安神;黄柏、土茯苓清热燥湿解毒,祛除下焦湿热。二诊夜寐有所改善,带下色白异味消失,效不更方原方续进。三诊氯硝西泮用量减半,夜寐7~8小时,带下色白无味,妇科炎症好转,见腹痛腹泻日行2~3次,为下焦湿热蕴结大肠,去土茯苓、夜交藤、威灵仙、丹参,加荷叶、川连、木香、白豆蔻,清热除湿,宽肠理气。药证相符,取效较快。

(单文整理)

10. 陆某,女,49岁,2012年7月3日初诊。

主诉:反复失眠3年,加重1月。

现病史:2009年患者因情志不悦引起失眠,反复发作,未服安眠类药治疗。近1月症状逐渐加重,每夜入睡4~5小时,易醒,多梦,白天头晕,心烦,易紧张,手抖,潮热盗汗,乏力,记忆力减退,颈部板滞不适。月经2月1次,量少。有高血压史,服用蒙诺(福辛普利钠)、倍他乐克(琥珀酸美托洛尔)降压。

刻诊:夜寐不安,多梦,乏力,头晕、潮热盗汗,月经量少,纳可,大便通畅。舌质淡红,苔薄腻,脉细。BP:130/90 mmHg。

中医诊断:不寐,眩晕。

西医诊断:失眠症,高血压。

辨证:肝郁阳亢,肾气不足。

治疗原则:疏肝解郁,活血安神,补益肾气。

处方:淮小麦30克,甘草10克,苦参15克,蝉蜕6克,僵蚕10克,桑叶20克,白蒺藜30克,怀牛膝30克,石决明(先煎)30克,天麻10克,钩藤(后下)15克,葛根30克,川芎15克,柴胡10克,煅龙骨30克,郁金15克,石菖蒲10克,焦山栀15克,黄芩15克,芦根30克,仙灵脾15克,地骨皮20克,合欢皮30克。

同时配以落花安神口服液,每晚睡前半小时服用2支。

二诊:2012年7月17日

睡眠改善,每夜入睡5~6小时,早醒(22:00~23:00入睡,1:00~2:00醒来)潮热盗汗好转,头晕,心慌,大便干。舌淡苔薄,脉细。血压140/90 mmHg。

处方:全瓜蒌15克,蔓荆子20克,苦参15克,蝉蜕6克,僵蚕10克,桑白皮30克,白蒺藜30克,怀牛膝30克,石决明(先煎)30克,天麻10克,钩藤(后下)15克,葛根30克,川芎15克,柴胡10克,煅龙骨30克,郁金15克,石菖蒲10克,焦山栀15克,合欢皮30克,芦根30克,仙灵脾15克,地骨皮20克。

同时配以落花安神口服液,睡前半小时服用2支。

三诊：2012年7月31日

睡眠好转，每夜入睡5~6小时，潮热，无盗汗，头晕，心烦心慌，大便干。舌淡苔薄，脉细。BP：130/85 mmHg。

处方：全瓜蒌15克，蔓荆子20克，苦参15克，蝉蜕6克，僵蚕10克，桑白皮30克，白蒺藜30克，怀牛膝30克，石决明（先煎）30克，天麻10克，钩藤（后下）15克，葛根30克，川芎15克，柴胡10克，煅龙骨30克，郁金15克，石菖蒲10克，焦山栀15克，合欢皮30克，芦根30克，仙灵脾15克，地骨皮20克，麦冬15克。

同时配以落花安神口服液，每晚睡前半小时服用2支。

四诊：2012年8月14日

睡眠尚可，仍心烦心慌，头晕，潮热，无盗汗。舌淡苔薄，脉细。

处方：全瓜蒌15克，蔓荆子20克，苦参15克，蝉蜕6克，僵蚕10克，桑白皮30克，白蒺藜30克，怀牛膝30克，石决明（先煎）30克，天麻10克，钩藤（后下）15克，葛根30克，川芎15克，柴胡10克，煅龙骨30克，郁金15克，石菖蒲10克，焦山栀15克，合欢皮30克，芦根30克，仙灵脾15克，地骨皮20克，麦冬15克。

同时配以落花安神口服液，每晚睡前半小时服用2支。

五诊：2012年8月28日

睡眠安好，心烦心慌减轻，头晕，潮热，目糊，咽红，偶有咳嗽。舌淡苔薄，脉细。

处方：全瓜蒌15克，天麻10克，钩藤（后下）15克，葛根30克，川芎15克，赤芍、白芍各15克，密蒙花10克，枇杷叶15克，江剪刀草30克，黄芩15克，焦山栀15克，麦冬15克，银翘15克，柴胡10克，煅龙骨30克，郁金15克，石菖蒲10克，仙灵脾15克，地骨皮20克，合欢皮30克，夜交藤30克。

同时配以落花安神口服液，每晚睡前半小时服用2支。

按语：失眠中医又叫"不得眠"、"不寐"。患者因情志不悦引起失眠，有高血压史，再加更年期属于肝郁阳亢，肾气不足，治以疏肝解郁，活血安神，补益肾气。《内经》曰："女子七七，任脉虚，太冲脉衰少，天癸竭，地道不通，故形坏而无子也。"患者49岁，潮热，盗汗，头晕，有高血压史，故用甘麦苦参汤舒肝解郁；桑叶、白蒺藜、怀牛膝、石决明改善血管硬化状态；天麻、钩藤、葛根、川芎缓解颈部板滞不适；柴胡、煅龙骨平肝。二诊失眠改善，心悸心慌，加全瓜蒌益气活血化瘀。三诊仍潮热，口干，加麦冬益气养阴；仙灵脾、地骨皮补肾气，调冲任。四诊睡眠尚可，仍有心烦心慌，头晕。五诊睡眠安好，心烦心慌减轻，复感风寒，咽痛，咳嗽，随症加江剪刀草、枇杷叶清热解毒，宣肺止咳；目糊，加密蒙花。全方诸药合用，共奏良效。

（王俊整理）

11. 张某，女，58岁，2012年7月31日初诊。

主诉：失眠30年，加重1年。

现病史：反复失眠30年，绝经10年，近1年因情志不悦引起失眠加重，服用思诺思（酒石酸唑吡坦）1/2粒，好时入睡5~6小时，差时2~3小时，白天头晕头胀，心烦心慌，胸闷，气短，耳鸣，记忆力减退，胃胀。

刻诊：夜寐不安，多梦，乏力，头晕、潮热盗汗，胸闷，心烦心慌，胃胀，大便通畅。舌淡，苔薄，脉细。BP：130/90 mmHg。胃镜示：慢性浅表性胃炎。

中医诊断：不寐。

西医诊断：失眠症，更年期综合征，慢性胃炎。

辨证：肝郁阳亢，肾气不足。

治疗原则：平肝解郁，补益肾气，活血安神。

处方：淮小麦30克，甘草10克，苦参15克，蝉蜕6克，僵蚕10克，蔓荆子20克，八月札30克，蒲公英30克，天麻10克，钩藤（后下）15克，葛根30克，川芎15克，柴胡10克，煅龙牡30克，郁金15克，石菖蒲10克，焦山栀15克，丹参30克，赤芍、白芍各15克，夜交藤30克，仙灵脾15克，地骨皮20克，合欢皮30克。

同时配以落花安神口服液，每晚睡前半小时服用2支。

二诊：2012年8月14日

服用思诺思（酒石酸唑吡坦）1/2粒，每夜入睡4~5小时，头晕，心慌，大便干，胃胀。舌淡苔薄，脉细。

处方：淮小麦30克，甘草10克，苦参15克，蝉蜕6克，僵蚕10克，蔓荆子20克，八月札30克，蒲公英30克，天麻10克，钩藤（后下）15克，葛根30克，川芎15克，柴胡10克，煅龙骨30克，郁金15克，石菖蒲10克，焦山栀15克，丹参30克，赤芍、白芍各15克，夜交藤30克，仙灵脾15克，地骨皮20克，合欢皮30克。

同时配以落花安神口服液，每晚睡前半小时服用2支。

三诊：2012年8月28日

患者睡眠好转，仍服用思诺思（酒石酸唑吡坦）1/2粒，每夜入睡5~6小时，头晕减轻，心慌，右胁胀痛。舌淡苔薄，脉细。

处方：淮小麦30克，甘草10克，苦参15克，蝉蜕6克，僵蚕10克，蔓荆子20克，青皮、陈皮各15克，延胡索15克，天麻10克，钩藤（后下）15克，葛根30克，川芎15克，柴胡10克，煅龙骨30克，郁金15克，石菖蒲10克，焦山栀15克，丹参30克，赤芍、白芍各15克，夜交藤30克，仙灵脾15克，地骨皮20克，合欢皮30克。

同时配以落花安神口服液，每晚睡前半小时服用2支。

四诊：2012年9月11日

患者睡眠尚安，每夜入睡5~6小时，胁痛减轻，头晕好转，大便畅。舌淡苔薄，脉细。

处方：淮小麦30克，甘草10克，苦参15克，蝉蜕6克，僵蚕10克，蔓荆子20克，八月札30克，蒲公英30克，天麻10克，钩藤（后下）15克，葛根30克，川芎15克，柴胡10克，煅龙牡30克，郁金15克，石菖蒲10克，焦山栀15克，丹参30克，赤芍、白芍各15克,青皮、陈皮各15克,仙灵脾15克,地骨皮20克,合欢皮30克。

同时配以落花安神口服液,每晚睡前半小时服用2支。

按语: 本案例患者当属不寐,更年期综合征,肾气亏虚,冲任不足,气血两虚,治以平肝解郁,补益肾气,活血安神。以仙灵脾、地骨皮益精补肾,淮小麦、甘草舒肝解郁;苦参清热改善心血管状态;蝉蜕、僵蚕平肝息风。二诊时患者睡眠改善,胃胀,予八月札疏肝理气,蒲公英清热解毒。三诊患者右胁胀痛,加大理气止痛力度,予青皮、陈皮理气,延胡索活血利气止痛。四诊睡眠尚安,胁痛减轻,去延胡索,患者睡眠改善,满意至极。

（王俊整理）

12.孔某,女,26岁,2012年7月17日初诊。

主诉: 反复失眠6年。

现病史: 患者因患慢性乙型肝炎引起失眠,服用米氮平1/2粒,氯硝西泮1粒,帕罗西汀1粒,可睡10小时。白天头晕头胀,记忆力减退,手脚麻,怕冷,心烦心慌,易紧张,易受惊吓,胆怯,口干,月经量多,大便畅。

刻诊: 夜不能寐,头晕,心烦,注意力不集中,记忆力下降,大便通畅。舌淡,苔薄,脉滑。

中医诊断: 不寐,郁病。

西医诊断: 失眠症,抑郁症。

辨证: 肝郁阳亢,肾气不足。

治疗原则: 疏肝解郁,补益肾气。

处方: 淮小麦30克,甘草10克,苦参15克,蝉蜕6克,僵蚕10克,天麻10克,钩藤(后下)15克,葛根30克,川芎15克,柴胡10克,煅龙骨30克,郁金15克,石菖蒲10克,车前草30克,赤芍、白芍各15克,焦山栀15克,当归15克,合欢皮30克,夜交藤30克,淡附片9克,仙灵脾15克。

同时配以落花安神口服液,每晚睡前半小时服用2支。

二诊: 2012年7月31日

睡眠较前改善,每夜入睡7~8小时,易醒,心慌心烦。舌暗,苔薄,脉滑。

处方: 淮小麦30克,甘草10克,苦参15克,蝉蜕6克,僵蚕10克,天麻10克,钩藤(后下)15克,葛根30克,川芎15克,柴胡10克,煅龙骨30克,郁金15克,石菖蒲10克,车前草30克,赤芍、白芍各15克,焦山栀15克,当归15克,合欢皮30克,夜交藤30克,淡附片9克,仙灵脾15克。

落花安神口服液,每晚睡前半小时服用2支。

三诊: 2012年9月11日

睡眠安好,服用氯硝西泮1/3粒,左洛复(盐酸舍曲林)1粒,每夜入睡10小时,尿频尿急好转,记忆力减退好转。舌暗,苔薄,脉细滑。

处方：淮小麦30克，甘草10克，苦参15克，蝉蜕6克，僵蚕10克，天麻10克，钩藤（后下）15克，葛根30克，川芎15克，柴胡10克，煅龙骨30克，郁金15克，石菖蒲10克，焦山栀15克，黄柏15克，赤芍、白芍各15克，丹参30克，合欢皮30克，夜交藤30克，益智仁10克。

同时配以落花安神口服液，每晚睡前半小时服用2支；解郁Ⅱ号，每次1/2包，每日2次，冲服。

按语：患者有慢性乙型肝炎病史，精神易紧张，怕冷，属肝郁阳亢，肾气不足。方中淮小麦、甘草、苦参疏肝解郁；蝉蜕、僵蚕平肝息风潜阳；柴胡、龙骨、郁金、石菖蒲增强疏肝解郁；天麻、钩藤平肝息风；淡附片、仙灵脾温补脾肾。解郁Ⅱ号是笔者独创的治疗抑郁症的方药，其中有萱草花，《本草纲目》记载"萱草花，性味甘凉，安五脏，令人好欢乐，无忧，轻身明目。"此药能解郁忘忧。肝病患者易引起睡眠障碍。三诊后患者睡眠安好，疗效显著。

（王俊整理）

13. 王某，女，37岁，2012年7月17日初诊。

主诉：反复失眠7年。

现病史：患者因工作压力大引起失眠，西医曾诊断为抑郁症，服用佐匹克隆1粒，帕罗西汀1粒，可入睡3~4小时，白天头晕头胀，记忆力减退，伴有乳腺小叶增生，盆腔少量积液。

刻诊：夜不能寐，头晕，心烦，注意力不集中，记忆力下降，大便通畅。舌淡，苔薄，脉细。

中医诊断：不寐，郁病。

西医诊断：失眠症，抑郁症，乳腺增生。

辨证：肝郁阳亢，肾气不足。

治疗原则：疏肝解郁，补益肾气，活血安神。

处方：淮小麦30克，甘草10克，苦参15克，蝉蜕6克，僵蚕10克，天麻10克，钩藤（后下）15克，葛根30克，川芎15克，柴胡10克，煅龙骨30克，黄芩15克，蒲公英30克，蔓荆子20克，赤芍、白芍各15克，焦山栀15克，当归15克，合欢皮30克，夜交藤30克，益智仁10克，红藤30克，紫花地丁30克，姜竹茹15克。

同时配以落花安神口服液，每晚睡前半小时服用2支。

二诊：2012年8月14日

停服安眠药，每夜入睡1~2小时，易醒，心慌心烦，乳腺小叶增生，盆腔少量积液。舌暗，苔薄，脉细。

处方：淮小麦30克，甘草10克，苦参15克，蝉蜕6克，僵蚕10克，天麻10克，钩藤（后下）15克，葛根30克，川芎15克，柴胡10克，煅龙骨30克，黄芩15克，蒲公英30克，蔓荆子20克，赤芍、白芍各15克，焦山栀15克，当归15克，合欢皮30克，夜交藤30克,益智仁10克,红藤30克,紫花地丁30克,延胡索15克。

同时配以落花安神口服液,每晚睡前半小时服用2支。

三诊:2012年9月11日

睡眠较前改善,停服安眠药,每夜可入睡5~7小时,神疲乏力,精神不振,口干口苦,头晕。舌暗,苔薄,脉细。

处方:淮小麦30克,甘草10克,苦参15克,蝉蜕6克,僵蚕10克,天麻10克,钩藤(后下)15克,葛根30克,川芎15克,柴胡10克,煅龙骨30克,郁金15克,石菖蒲10克,焦山栀15克,黄柏15克,赤芍、白芍各15克,丹参30克,合欢皮30克,夜交藤30克,益智仁10克,红藤30克,紫花地丁30克,延胡索15克。

同时配以落花安神口服液,每晚睡前半小时服用2支。

按语:本案患者起于工作压力大,曾诊断为抑郁症,服用抗抑郁药物治疗,效果不佳。中医属"脏燥"、"郁病"范畴。患者情志抑郁,思虑过度,以致心气亏耗,脏阴不足。《金匮要略》曰:"妇人脏躁,喜悲伤欲哭,象如神灵所作,数欠伸,甘麦大枣汤主之",根据临床经验,结合当今失眠症的特点,换大枣为苦参,创甘麦苦参汤,予苦参清心安神;淮小麦、甘草解郁除烦;合欢皮宁心安神。二诊治疗后,患者停用抗抑郁药物,亦能安睡。又患者伴有乳腺小叶增生,盆腔少量积液,予红藤、紫花地丁清热解毒。三诊后患者睡眠安好,疗效满意。当今失眠症患者以肝气偏旺型体质为多,平时多表现为工作认真,责任心强,不肯马虎,这样的患者往往是工作中的佼佼者,生活中的弱者,思虑过多,事事追求完美,就容易诱发精神疾病。医师在治疗中应辅以心理的疏导,让患者克服弱点,做个"马大哈",这样对疾病的恢复甚有帮助。

(王俊整理)

14.张某,女,57岁,2012年7月31日初诊。

主诉:反复入睡困难10年,伴烘热汗出。

现病史:10年来患者因为家事烦心出现入睡困难,伴烘热汗出、心烦、急躁、胸闷、头晕、耳鸣,每于入睡前口服思诺思(酒石酸唑吡坦)1/2片,情况好时每夜可入睡5~6小时,情况不好时只能入睡1~2小时。患者感觉记忆力明显下降,乏力,情绪易激动,敏感。10年前已经绝经。

刻诊:入睡困难,伴烘热汗出、心烦、急躁、胸闷、头晕、耳鸣,记忆力明显下降,腰酸乏力,情绪易激动,敏感。颈部时有酸胀感,无手指麻木,胃纳可,剑突下时有胀痛,无反酸嘈杂。大便干,2~3日1次,夜尿3~4次。舌质红,苔白薄腻,脉弦细。BP:120/70 mmHg。

中医诊断:不寐,绝经前后诸症。

西医诊断:失眠症,更年期综合征。

辨证:肝郁阳亢,肾气不足。

治疗原则:平肝解郁,补肾益气。

处方：淮小麦 30 克,甘草 10 克,苦参 10 克,蝉蜕 6 克,僵蚕 10 克,天麻 10 克,钩藤（后下）15 克,葛根 15 克,川芎 15 克,蔓荆子 20 克,柴胡 15 克,煅龙骨、牡蛎各 30 克,八月札 30 克,蒲公英 30 克,焦山栀 15 克,地骨皮 20 克,仙灵脾 30 克,广郁金 15 克,石菖蒲 15 克,赤芍、白芍各 15 克,丹参 15 克,合欢皮 30 克,夜交藤 15 克。

落花安神口服液,每晚睡前半小时服 2 支。

二诊：2012 年 9 月 11 日

入睡困难好转,仍然服用思诺思（酒石酸唑吡坦）1/2 片,最少可入睡 3~4 小时,情况好时可入睡 6~7 小时,潮热多汗明显好转,大便不干,每日 1 次。仍然感觉上腹部作胀,胃纳可。舌质红,苔白,脉弦细。

处方：7 月 31 日方去夜交藤,加青皮、陈皮各 10 克。

落花安神口服液,每晚睡前半小时服 2 支。

按语：此案例患者绝经后出现失眠、烘热、心烦、急躁。证属肝郁阳亢,肾气不足。治拟平肝解郁,益肾安神。《内经》云:"女子七七,任脉虚,太冲脉衰少,天癸竭,地道不通……",以甘麦苦参汤清虚热解郁安神;蝉蜕、僵蚕平肝息风;天麻、钩藤、柴胡、煅龙骨平肝潜阳;葛根、川芎、蔓荆子活血解肌;八月札、蒲公英理气清热治疗胃病;焦山栀清心除烦;更佐以地骨皮、仙灵脾补肾清虚热;郁金、石菖蒲开窍解郁;赤芍、白芍、丹参和营活血;合欢皮、夜交藤安神定志;再诊时加青皮、陈皮理气消胀。配合落花安神合剂以调和阴阳,解郁安神。药证相符,取效显著。二诊后诸证均好转。

（陆伟珍整理）

15. 徐某,女,57 岁,2012 年 8 月 21 日初诊。

主诉：入睡困难 1 年余,伴头晕耳鸣。

现病史：近 1 年来患者因为家事烦心出现入睡困难,伴头晕、耳鸣、心烦、口干、急躁、胸闷,就医后每于入睡前口服阿普唑仑 1/2 片,可睡 4 小时左右。患者感觉记忆力明显下降,乏力,兴趣减退,情绪易激动,敏感,紧张,多思多虑。未服其他安眠类药物。4 年前行子宫全切手术。有高血压、糖尿病、高脂血症病史。

刻诊：入睡困难,伴头晕、耳鸣、心烦、口干、急躁、胸闷,记忆力明显下降,乏力,兴趣减退,情绪易激动,敏感,多思多虑。颈部时有酸胀感,无手指麻木,胃纳可,剑突下时有胀痛,无反酸嘈杂。大便正常,夜尿每夜 3~4 次。舌质红,苔黄腻,脉弦。BP：135/90 mmHg。

中医诊断：不寐,眩晕,消渴。

西医诊断：失眠症,高血压,2 型糖尿病。

辨证：肝郁阳亢,肾气不足。

治疗原则：平肝解郁,补肾填精,活血安神。

处方：柴胡 15 克,煅龙骨 30 克,灵磁石 30 克,天麻 10 克,钩藤 15 克,葛根 30 克,川芎15克,蔓荆子20克,广郁金15克,石菖蒲15克,焦山栀15克,地骨皮20克,仙灵脾30克,菟丝子30克,赤芍、白芍各15克,丹参15克,合欢皮30克,僵蚕10克,蝉蜕6克。

同时配以落花安神口服液,每晚睡前半小时服用2支;解郁Ⅱ号,每次1/2包,每日2次。

二诊: 2012年9月4日

睡眠好转,仍于入睡前口服阿普唑仑1/2片,可入睡5小时左右,紧张、心烦好转,头晕耳鸣减轻,口干明显好转,自觉乏力。舌质红,苔微黄腻,脉弦。

处方: 8月21日方加生黄芪30克。

同时配以落花安神口服液,每晚睡前半小时服用2支;解郁Ⅱ号,每次1/2包,每日2次。

三诊: 2012年9月18日

睡眠好转,继续入睡前口服阿普唑仑1/2片,保持睡眠5小时左右,情绪明显好转,无头晕耳鸣,乏力好转,自觉下腹部下坠感。舌质红,苔微黄,脉弦。血压110/70 mmHg。

处方: 9月4日方继续服用,效不更方。

同时配以落花安神口服液,每晚睡前半小时服用2支;解郁Ⅱ号,每次1/2包,每日2次。

按语: 此案例患者有高血压、糖尿病、高脂血症病史,又因情志不悦加精神劳累引起失眠、头晕、耳鸣、心烦、急躁。证属肝郁阳亢,肾气不足。治拟平肝解郁,益肾填精,活血安神。药用天麻、钩藤平肝清热;柴胡、煅龙骨疏肝潜阳;灵磁石平肝潜阳主治耳鸣;葛根、川芎、蔓荆子活血解肌;郁金、石菖蒲开窍解郁;焦山栀清心除烦;地骨皮、仙灵脾、菟丝子补肾填精;赤芍、白芍、丹参和营活血;合欢皮安神定志;蝉蜕、僵蚕平肝息风。配合落花安神合剂以调和阴阳,解郁安神;解郁Ⅱ号以解愁忘忧,平复情绪。药证相符,取效显著。

(陆伟珍整理)

16. 石某,女,53岁,2012年8月28日初诊。

主诉: 失眠2年余。

现病史: 起病于绝经后,潮热、汗出、腰酸、腰痛,小便频数,夜尿3~4次,早醒,总睡眠时间2~5小时,头晕,颈项板滞,手麻。舌红,苔薄少,脉弦细。BP:130/70 mmHg。

中医诊断: 不寐。

西医诊断: 失眠症。

辨证: 肝亢肾虚。

治疗原则: 疏肝解郁,补肾安神。

处方: 仙地汤加减。仙灵脾15克,地骨皮20克,芡实30克,金樱子10克,菟丝子15克,知母10克,碧桃干10克,狗脊10克,桑叶20克,白蒺藜30克,天麻10克,钩藤(后下)15克,葛根30克,川芎15克,广郁金15克,石菖蒲10克,淮小麦30克,甘草10克,苦参15克,蝉蜕6克。

二诊：2011年9月12日

服药后睡眠时间增加为3~6小时,潮热减轻,出汗减少,仍有腰酸痛,尿频明显减轻,夜尿1~2次。舌红,苔薄少,脉弦细。

处方：仙灵脾15克,地骨皮20克,芡实30克,金樱子10克,菟丝子15克,知母10克,碧桃干10克,狗脊10克,桑叶20克,白蒺藜30克,天麻10克,钩藤(后下)15克,葛根30克,川芎15克,广郁金15克,石菖蒲10克,淮小麦30克,甘草10克,苦参15克,蝉蜕6克,杜仲15克。

三诊：2011年9月26日

服药后睡眠时间增加为5~6小时,潮热、出汗明显减少,腰酸痛减轻,尿频好转,夜尿1~2次,口干。舌红,苔薄少,脉弦细。

处方：仙灵脾15克,地骨皮20克,芡实30克,金樱子10克,菟丝子15克,赤芍、白芍各15克,碧桃干10克,狗脊10克,桑叶20克,白蒺藜30克,天麻10克,钩藤(后下)15克,葛根30克,川芎15克,广郁金15克,石菖蒲10克,淮小麦30克,甘草10克,苦参15克,蝉蜕6克,杜仲15克,芦根30克。

按语：本例患者为中老年女性,起病于绝经后肾虚,髓海失养,由此而致肝阳上亢出现失眠。所以失眠为标,肾虚为本。患者还有肾气不固的表现,如出现尿频、腰痛症状。潮热、汗出也为肾虚之象。所以治疗上疏泄肝热,补肾固摄为主。仙灵脾与地骨皮这一对药在临床上成为治疗更年期肾虚综合征的专方,是仙地汤的君药。仙灵脾补肾助阳,地骨皮滋阴固肾,一阴一阳同时兼顾；菟丝子、金樱子、芡实补肾,加强肾气固摄能力；知母清虚热；碧桃干止汗；桑叶、白蒺藜清肝；天麻、钩藤平肝潜阳；葛根柔肝；郁金、石菖蒲解郁除烦；蝉蜕息风解痉。二诊加用杜仲增强补肾之功。三诊加用芦根除烦止渴。综观治疗全程,平补肾气,兼顾阴阳,在补肾的过程中同时加以疏肝泄热之品,标本兼治。

（王磊整理）

（四）肝亢脾虚之不寐

1. 戴某,女,35岁,2011年9月14日初诊。

主诉：反复入睡困难、多梦10余年。

现病史：发病多由大学时生活作息不规律、学习及就业压力大而引起。疾病初期为入睡困难,间断性服用阿普唑仑每日1~2粒,能够维持睡眠3~4小时,但多梦多醒,睡眠质量差。近1年来由于工作紧张,精神过劳,失眠加重。每日服用阿普唑仑3~4粒,睡眠2~4小时,仍有入睡难,时有通宵不眠,多梦,早醒,醒后难以再入睡。头晕,头胀,耳鸣,口干,纳差,腹胀。肠鸣腹痛,泻后痛减,大便每日2~3次,且不成形,神疲乏力,经常感冒,日间汗多,月经量少,行经3~5天。舌淡胖,舌边有齿痕,苔薄,脉弦细。BP:100/60 mmHg。

中医诊断:不寐。

西医诊断:失眠症。

辨证:肝亢脾虚。

治疗原则:疏肝健脾,益气和胃。

处方:桑叶20克,白芷15克,天麻10克,钩藤(后下)15克,葛根30克,川芎15克,蔓荆子20克,柴胡10克,煅龙骨30克,淮山药30克,八月札30克,焦山楂15克,焦神曲15克,茯神30克,当归10克,黄芪30克,广郁金15克,石菖蒲10克,焦山栀15克,赤芍15克,白芍15克,合欢皮30克,蝉蜕6克。

二诊:2011年9月28日

服药后睡眠时间同前,睡眠质量好转,多醒减少,仍多梦,腹胀减轻,仍有肠鸣腹痛,大便每日1~3次,大便较前成形,饮食量增加。舌淡胖,苔薄,脉弦细。

处方:桑叶20克,白芷15克,天麻10克,钩藤(后下)15克,葛根30克,川芎15克,蔓荆子20克,柴胡10克,煅龙骨30克,淮山药30克,八月札30克,焦山楂15克,焦六曲15克,茯神30克,当归10克,黄芪30克,广郁金15克,石菖蒲10克,焦山栀15克,赤芍15克,白芍15克,合欢皮30克,蝉蜕6克,延胡索15克,百合30克。

三诊:2011年10月26日

患者睡眠时间增加为5~6小时,多梦多醒减少,阿普唑仑减少为每日1粒,头晕、头胀好转,纳可,腹胀,大便每天1~2次,成形。舌淡,苔薄白,脉细。

处方:桑叶20克,白芷15克,天麻10克,钩藤(后下)15克,葛根30克,川芎15克,蔓荆子20克,柴胡10克,煅龙骨30克,淮山药30克,八月札30克,黄芪30克,当归10克,合欢皮30克,蝉蜕6克,延胡索15克,广郁金15克,石菖蒲10克,焦山栀15克,赤芍15克,白芍15克,百合30克,木香6克。

四诊:2011年12月15日

患者睡眠5~6小时,停用阿普唑仑,饮食量可,大便每日1~2次。舌淡,苔薄,脉细。

处方:桑叶20克,白芷15克,天麻10克,钩藤(后下)15克,葛根30克,川芎15克,柴胡10克,煅龙骨30克,淮山药30克,八月札30克,黄芪30克,百合30克,当归10克,合欢皮30克,蝉蜕6克,白芍15克,广郁金15克,石菖蒲10克,焦山栀15克,赤芍15克。

按语:本例患者为青年女性,学习工作非常优秀,是一位不可多得的好同志。然而其禀赋肝气偏旺,精神敏感,在外因的影响下,肝气调达失畅,肝阳上亢,阴阳平衡失调,故出现失眠。疾病初起表现的入睡困难为肝阳亢盛,阳不能入于阴的表现。由于肝失疏泄,脾胃运化受阻,气血运化失源,故有神疲、乏力、月经量少等脾胃虚弱的表现。肝气旺盛,克伐脾胃,所以肠鸣腹泻腹痛。其舌苔为气虚表现,脉象为肝脾同病之象。治疗运用天麻、钩藤、柴胡、焦山栀等疏肝清热之品,辅以淮山药、焦山楂、八月札等健脾开胃之品,为肝脾同治之意。患者头痛,运用蔓荆子清利头目,煅龙骨安神;月经量少,乏力,加用黄芪、党参、当归等益气生血;患者容易多思多虑,予郁金、石菖蒲解郁除烦。二诊加用延胡索止痛,百合养心安神。三诊患者脾胃功能恢复,去焦山楂、焦神曲、茯神等健脾开胃之品,加用木香理气,帮助脾胃运化。四诊患者病情稳定,睡眠明显改善。综观治疗全过程,治疗中始终在疏肝解郁的过程中不忘顾护胃气。

（王磊整理）

2. 李某,女,3岁,2009年1月20日初诊。

主诉:夜睡时哭啼不安半年。

现病史:2008年7月患眼病,母亲给其滴眼药水,患儿恐惧而拒绝,母亲只好在其睡着时偷偷地滴药水,患儿惊醒后哭闹。此后因担心母亲在其睡时点药水而不肯上床睡觉,睡前紧张,入睡困难,睡时磨牙,手攥紧,身体板紧,多梦,易惊醒,醒后哭闹。脑电图检查无异常。

刻诊:现晚8点半至10点上床,入睡困难,需2小时,夜间多醒阵发哭闹,晨6点钟醒,醒后不寐,累计5~6小时,白天精神不振,无午睡,面色偏黄,胆怯、怕见生人,胃纳一般,时有嗳气,大便干结,小便偏黄。舌质偏红,苔白腻微黄,脉细。

中医诊断:不寐,夜啼。

西医诊断:失眠症。

辨证:肝木偏旺,脾运不足。

治疗原则:平抑肝木,健脾安神。

处方:淮小麦10克,甘草3克,苦参5克,蝉蜕3克,僵蚕6克,柴胡6克,生龙骨10克,生牡蛎10克,郁金6克,石菖蒲5克,赤芍6克,白芍6克,丹参9克,焦山栀6克,党参10克,太子参15克,生麦芽15克,生地6克。水煎服,日1剂,连服14剂。

同时配以落花安神口服液3盒,每晚睡前半小时服1支。

二诊:2009年2月10日

共服药8剂(2天1剂中药),家长让患儿睡前服落花安神合剂2支,夜寐有所好转,晚8~9点上床,11点睡着,早上7点钟醒,夜睡8小时,质量好,夜间无哭闹、睡时磨牙、手攥紧,身体板紧等症状明显减轻。白天精神可,玩耍时活泼一点。现入睡难,睡前多动。胃纳可,大便转软,小便黄好转。1月20日方续进14剂,落花安神口服液6盒,每晚睡前半小时服2支,以巩固疗效。

按语:小儿夜啼指婴幼儿白天能安静入睡,入夜则啼哭不安,或每夜定时啼哭,甚则通宵达旦,本病主要因脾虚、肝旺、惊恐所致,应当辨证护治。此小儿因恐惧点药水,其母亲又乘其睡觉时偷点眼药水,小儿惊醒,更加恐惧担忧而夜寐不安。此因小儿神气怯弱,元气未充,神经系统发育不够完善,受惊吓后,惊则气乱,"肝主疏泄,调气机",气机不畅,升发太过,阳不入阴,偏旺之肝木乘脾土,脾运不足,故见入睡困难,睡时磨牙,手攥紧,身体板紧,多梦,易惊醒,醒后哭闹,面色偏黄,大便干结等肝旺脾虚的症状。诊其为小儿夜啼,证属肝木偏旺,脾运不足。

方中淮小麦、甘草、苦参除烦安神,开胸散结,可解除小儿担忧恐惧之感;蝉蜕、僵蚕疏散肝经风热,平肝息风止痉;柴胡、煅龙骨、牡蛎平肝潜阳;郁金、石菖蒲解郁开窍安神;赤白芍、丹参活血柔肝;焦山栀清肝经湿热,泻火除烦;党参、太子参、生麦芽益气健脾;生地滋阴润肠;再配合"昼开夜合"的花生叶,与天地相应,共奏平抑肝木,健脾安神之效。

(严晓丽整理)

3. 葛某,男,51岁,2012年7月13日初诊。

主诉: 失眠2年余。

现病史: 2年前无明显诱因出现失眠,未曾服用镇静药物,夜寐5~6小时,睡眠浅,多醒多梦。5、6年前始出现大便溏泻、便前腹痛、每日数行,曾做肠镜诊断为慢性结肠炎。

刻诊: 白天头晕头胀、心悸心烦,时有胃脘胀满、嘈杂,大便溏泻每日3~4次,夜间尿频,每晚3~4次,小便排出不畅。舌质偏红,苔薄微黄,脉濡数。BP: 100/70 mmHg。

中医诊断: 不寐,泄泻。

西医诊断: 失眠症,慢性结肠炎。

辨证: 肝郁阳亢,脾失健运,湿热下注。

治疗原则: 疏肝潜阳,理气健脾,清热除湿。

处方: 川连6克,木香6克,白豆蔻6克,柴胡10克,煅龙骨30克,乌贼骨30克,八月札30克,蒲公英30克,郁金15克,石菖蒲10克,焦山栀15克,赤芍15克,白芍15克,合欢皮30克,蝉蜕6克,芦根30克,僵蚕10克,菟丝子15克,石韦30克,川芎15克,天麻10克,钩藤(后下)15克,葛根30克。

同时配以落花安神口服液,睡前半小时服2支。

二诊: 2012年8月3日

药后夜寐5~6小时,多醒多梦、夜尿频多症状明显改善,胃胀嘈杂减轻,大便便质稀薄,便前腹痛,每日2次,小便欠畅。舌质淡红,苔薄微黄,脉濡数。

处方: 柴胡10克,煅龙骨30克,乌贼骨30克,八月札30克,蒲公英30克,郁金15克,石菖蒲10克,焦山栀15克,赤芍15克,白芍15克,合欢皮30克,芦根30克,僵蚕10克,菟丝子15克,石韦30克,川芎15克,天麻10克,钩藤(后下)15克,葛根30克,蝉蜕6克,红藤30克,紫花地丁30克,川连6克,木香6克,白豆蔻6克。

同时配以落花安神口服液,睡前半小时服2支。

三诊: 2012年8月24日

药后夜寐7~8小时,诸证皆减轻,大便便质稀薄,每日2次,已无便前腹痛,喜食热饮,遇冷腹泻加重,小便顺畅,小腿时有抽搐。舌质淡红,苔薄微黄,脉细。

处方: 柴胡10克,焦山楂15克,六神曲15克,山药30克,煅龙骨30克,乌贼骨30克,八月札30克,蒲公英30克,郁金15克,石菖蒲10克,焦山栀15克,赤芍15克,白芍15克,合欢皮30克,蝉蜕6克,芦根30克,僵蚕10克,菟丝子15克,石韦30克,川芎15克,天麻10克,钩藤(后下)15克,葛根30克,荷叶30克,宣木瓜15克。

同时配以落花安神口服液,睡前半小时服2支。

嘱患者,小腿抽搐时,可用磁铁上下顺势摩擦小腿肌肉。

四诊: 2012年9月14日

药后寐佳纳可,大便成形,便质偏软,每日1次,小便顺畅,腿无抽搐。舌质淡红,苔薄,脉细。

处方: 柴胡10克,焦山楂15克,六神曲15克,山药30克,煅龙骨30克,乌贼骨30克,八月札30克,蒲公英30克,郁金15克,石菖蒲10克,焦山栀15克,赤芍15克,白芍15克,合欢皮30克,蝉蜕6克,芦根30克,僵蚕10克,菟丝子15克,葛根30克,荷叶30克,天麻10克,钩藤(后下)15克。

同时配以落花安神口服液,睡前半小时服2支。

按语: 该患者2年前无明显诱因出现失眠,夜寐差,多醒多梦,白天头晕头胀,心悸心烦,为肝郁阳亢,瘀热交阻;伴有脘胀嘈杂、腹泻,乃肝亢乘脾,脾失健运;又见大便溏泻每日数行且便前腹痛,小便排出不畅,此属下焦湿热。该患者证候复杂,为肝郁阳亢,脾失健运,湿热下注之虚实夹杂,寒热互结之证。初诊时予以疏肝潜阳,理气和胃,清热除湿之法。方中柴胡、煅龙骨、天麻、钩藤疏肝潜阳;焦山栀、芦根、葛根、川芎、赤芍、白芍清热化瘀;郁金、石菖蒲清心开窍;蝉蜕、僵蚕、合欢皮、夜交藤息风安神;乌贼骨、八月札、蒲公英理气消胀,制酸止痛;川连、木香、白豆蔻清热除湿,宽肠止泻;菟丝子、石韦补益肾气,利尿通淋。二诊时夜寐改善,脘胀嘈杂减轻,仍有大便溏泻,便前腹痛,方中加红藤、紫花地丁清热燥湿解毒,增强清除大肠湿热之效。三诊时夜寐安好,诸症皆减轻,大便溏泻亦减轻,且无腹痛,喜食热饮遇寒腹泻,故此症腹泻已不是大肠湿热,而是肝旺乘脾,脾失健运之虚寒性腹泻,去川连、木香、白豆蔻,加荷叶、焦山楂、六神曲、山药以健脾消食,和胃止泻,患者小腿时有抽搐,方中加入宣木瓜,嘱以磁石摩擦腓肠肌之法。四诊时夜寐安好,小便顺畅,已无脘胀嘈杂,大便成形,故去菟丝子、石韦、宣木瓜。同是大便溏泻之症,但病机不同,治法亦不同,分别以清除湿热、健脾止泻之法治之,药证相应,立见良效。

(单文整理)

(五)肝胃不和之不寐

1.金某,男,60岁,2008年10月29日初诊。

主诉: 夜寐不安伴嗳气时作10年。

现病史： 10年前误饮农药，插管洗胃，此后出现夜寐不安伴嗳气。有萎缩性胃炎病史，经西医多次治疗后，效果不佳。

刻诊： 夜寐浅，似睡非睡，多梦，嗳气时作，多思虑，时有头晕。咽中异物感，吐之不出，咽之不下，喜冷饮。颈项板紧，时有手麻，腰膝酸痛。舌质偏暗，苔薄白，脉细。萎缩性胃炎史。BP：160/90 mmHg。

中医诊断： 不寐，嗳气。

西医诊断： 失眠症，萎缩性胃炎。

辨证： 肝胃不和，胃气上逆，肾气不足。

治疗原则： 平肝和胃，补益肾气安神。

处方： 旋覆代赭汤加味。旋覆花（包）10克，代赭石（先煎）10克，苏梗15克，蒲公英30克，柴胡10克，煅龙骨30克，乌贼骨30克，佛手10克，仙灵脾15克，菟丝子15克，桑寄生15克，石韦30克，芡实30克，天麻10克，钩藤（后下）15克，葛根30克，川芎15克，蔓荆子20克，合欢皮30克。水煎服，日1剂。连服14天。

二诊： 2008年11月12日

上药服后嗳气明显减少，咽中异物感松动，颈项板紧减轻，腰膝酸软改善。舌质偏红，苔薄白，脉细。血压140/85 mmHg。再续前方14剂，以巩固疗效。

按语： 嗳气每因胃气上逆所致。患者素有萎缩性胃炎病史，加之洗胃后损伤食道、咽喉、胃腑，致使嗳气时作，咽中异物感，吐之不出，咽之不下。因嗳气反复不愈，多思多虑，肝失疏泄，肝阳上亢；正值花甲，肾气虚衰，腰膝酸痛；另足少阴肾经从肺而上循喉咙挟舌本，肾气不足，亦可引发咽中异物感，吐之不出，咽之不下。故以平肝和胃降逆治其标，补益肾气以治其本，拟旋覆代赭汤加味。方中旋覆花、代赭石下气降逆；苏梗、佛手疏肝理气宽中；柴胡、煅龙骨疏肝解郁；乌贼骨、蒲公英清热解毒，制酸和胃；仙灵脾补肾壮阳；菟丝子、桑寄生、石韦、芡实滋补肝肾，强壮筋骨，固精缩尿；天麻、钩藤清热平抑肝阳；葛根、川芎、蔓荆子活血解肌；合欢皮解郁宁心。全方共奏平肝和胃降逆，补益肾气安神之效。于疏肝之中兼以补肾则咽部气机调畅而阻滞之感渐除。诸药同用则久滞之气得舒，气机升降如常，故而诸症自减。

（王惠茹整理）

2. 赵某，女，31岁，2009年1月6日初诊。

主诉： 失眠10年，加重3月。

现病史： 近10年因工作压力大引发失眠。3月前突发夜寐早醒，醒后浅寐。现未服安眠药，夜寐3~4小时（11PM~2AM），此后似睡非睡。曾服多种镇静催眠药治疗，疗效不佳。有胃溃疡、甲型肝炎病史。

刻诊： 夜寐差，口干，记忆力减退，听力下降，嘈杂，面部热疮，伴瘙痒。舌质淡暗，苔薄微黄，脉微弦。BP：120/70 mmHg。

中医诊断：不寐，嘈杂。

西医诊断：失眠症，胃溃疡。

辨证：肝阳上亢，胃失和降。

治疗原则：平肝潜阳，和胃安神。

处方：和胃汤合加味柴胡龙牡汤加减。桑叶20克，天麻10克，钩藤（后下）15克，葛根30克，川芎15克，柴胡10克，煅龙骨、牡蛎各30克，煅瓦楞子30克，乌贼骨30克，蒲公英30克，郁金15克，石菖蒲10克，焦山栀15克，黄芩15克，白鲜皮20克，赤芍、白芍各15克，合欢皮30克，远志10克，蝉蜕6克，僵蚕10克。水煎服，日1剂，连服14天。

二诊：2009年1月20日

入睡难，间断多醒，夜寐5小时左右，醒后腰腿酸软，口干稍作，胃脘舒，面部热疮仍作，胃纳可，大便日行1次。舌质淡暗，苔薄微黄，脉微弦。1月6日方去煅瓦楞子，加紫花地丁30克。水煎服，日1剂，连服14天。

三诊：2009年2月3日

夜寐6小时左右，间醒1次。口干，胃部无不适，面部热疮仍作，伴瘙痒。腰腿酸软，大便稀，日行2次。舌质淡暗，苔薄腻根微黄，脉微弦。上方去煅牡蛎加生薏苡仁30克。水煎服，日1剂，连服14天。

按语：肝木偏旺，因精神过劳，全身气机紊乱，阳不能入于阴，阴不能潜阳，故久不能寐。不寐之人，脑府失养，故记忆力下降，听力下降；气机紊乱，津液不能上承则口干；肝气横逆犯胃，胃失和降，脾失健运则胃脘嘈杂。《内经》曰："胃不和则卧不安。"胃者，六腑之海，其气亦下行，阳明逆，不得从其道，故不得卧也。湿热蕴蒸面部发为热疮。故治拟平肝潜阳，和胃安神。拟和胃方合加味龙牡汤加减。方中桑叶、天麻、钩藤清热平抑肝阳；葛根、川芎活血解肌；柴胡、煅龙骨、煅牡蛎疏肝解郁；郁金、石菖蒲解郁安神开窍；焦山栀、黄芩清热利湿除烦；赤芍、白芍活血化瘀柔肝；合欢皮、远志、蝉蜕、僵蚕解郁开窍养心安神；煅瓦楞子、乌贼骨、蒲公英清热解毒，疏肝和胃，制酸止痛；白鲜皮清热燥湿，祛风止痒。全方共奏平肝潜阳，和胃降逆安神之效。二诊时胃脘舒，热疮仍作，故减煅瓦楞，加紫花地丁，以增强清热解毒之效。三诊热疮如前，兼见舌苔薄腻根微黄，加生薏苡仁，以祛湿热。

（王惠茹整理）

3. 葛某，女，43岁，2012年7月13日初诊。

主诉：失眠10余年，加重2个月。

现病史：10余年前因患胃炎导致失眠，入睡难，睡眠浅易醒、多梦，近2个月加重，夜寐1~2小时，醒后觉胃部不适，反酸，未服镇静类药物。慢性糜烂性胃炎10年。

刻诊：白天头晕胀痛，心悸不安，心烦易怒，脘胀嘈杂、反酸、恶心、咳嗽有痰。

舌质偏红,苔薄中根黄腻,脉弦微滑数。BP: 130/85 mmHg。胃镜示:慢性糜烂性胃炎。

中医诊断:不寐,反胃。

西医诊断:失眠症,慢性糜烂性胃炎。

辨证:肝胃不和,瘀热交阻。

治疗原则:疏肝解郁,和胃降逆,清热化瘀。

处方:柴胡10克,煅龙骨30克,乌贼骨30克,煅瓦楞子30克,八月札30克,蒲公英30克,江剪刀草30克,天麻10克,钩藤(后下)15克,葛根30克,川芎15克,姜竹茹15克,枇杷叶15克,郁金15克,石菖蒲10克,焦山栀15克,芦根30克,黄芩15克,赤芍15克,白芍15克,合欢皮30克,蝉蜕6克,僵蚕10克。

同时配以落花安神口服液,睡前半小时服2支。

二诊:2012年8月3日

药后夜寐4~5小时,心悸心烦、头晕头胀症状减轻,已无恶心、咳嗽咳痰症状,脘胀嘈杂已减轻,仍有反酸、嗳气。舌质偏红,苔薄微黄,脉弦细。

处方:柴胡10克,煅龙骨30克,乌贼骨30克,煅瓦楞子30克,八月札30克,蒲公英30克,天麻10克,白芍15克,钩藤(后下)15克,葛根30克,川芎15克,郁金15克,石菖蒲10克,焦山栀15克,芦根30克,黄芩15克,赤芍15克,合欢皮30克,蝉蜕6克,僵蚕10克,旋覆花10克,代赭石10克,苏梗15克。

同时配以落花安神口服液,睡前半小时服2支。

三诊:2012年8月27日

夜寐6~7小时,已无嗳气、反酸,脘胀嘈杂,有饥饿感。舌质偏红,苔薄微黄,脉弦细。

处方:柴胡10克,煅龙骨30克,乌贼骨30克,煅瓦楞子30克,八月札30克,蒲公英30克,天麻10克,白芍15克,钩藤(后下)15克,葛根30克,川芎15克,郁金15克,石菖蒲10克,焦山栀15克,芦根30克,黄芩15克,赤芍15克,合欢皮30克,蝉蜕6克,僵蚕10克,黄精15克。

同时配以落花安神口服液,睡前半小时服2支。

按语:该患者10余年前因患胃炎导致失眠。刻诊夜寐1~2小时,白天头晕胀痛、心悸心烦,胃脘胀满、嘈杂、反酸,时有恶心,证属肝郁阳亢,胃失和降,治当疏肝解郁,和胃降逆,清热化瘀。方中柴胡、煅龙骨、天麻、钩藤疏肝潜阳;焦山栀、芦根、葛根、川芎、赤芍、白芍清热化瘀;郁金、石菖蒲清心开窍,蝉蜕、僵蚕、合欢皮、夜交藤息风安神;乌贼骨、煅瓦楞子、八月札、蒲公英理气消胀,制酸止痛;姜竹茹、枇杷叶、江剪刀草清热化痰,和胃降逆。二诊时夜寐改善,肝郁阳亢之头晕胀痛、心悸心烦诸症亦均减轻,已无恶心,仍有反酸、呃逆,方中去姜竹茹、枇杷叶、江剪刀草,加旋覆花、代赭石、苏梗和胃降逆。三诊时夜寐明显好转,反酸、呃逆症状已除,胃脘嘈杂有饥饿感,去旋覆花、代赭石、苏梗,加黄精益气健脾,滋养胃阴。此案例从"胃不和则卧不安"、"卧不安则胃不和"之理入手,治疗中重在疏肝和胃,将失眠与胃炎结合考虑,共同调治,对多年反复发作之胃病和不寐症均收到较好效果。

(单文整理)

4. 李某,女,59岁,2012年8月7日初诊。

主诉: 失眠半年。

现病史: 患者半年前因早搏做射频治疗后,复因家事心情不悦开始失眠,西医曾诊断为抑郁症,服用佐匹克隆1粒,黛力新(氟哌噻吨美利曲辛)1粒,可入睡1~2小时,白天头晕头胀,记忆力减退,心情烦躁,心慌,颈板,手麻。胃脘不适,胃胀,大便干,便秘。

刻诊: 夜不能寐,头晕,心烦,注意力不集中,记忆力下降,胃脘不适,大便干。舌淡红,苔薄,脉细。胃镜示:慢性浅表性胃炎。

中医诊断: 不寐,郁病,胃痞。

西医诊断: 失眠症,抑郁症,慢性浅表性胃炎。

辨证: 肝郁阳亢,胃失和降。

治疗原则: 疏肝解郁,健脾和胃,活血安神。

处方: 淮小麦30克,甘草10克,苦参15克,蝉蜕6克,僵蚕10克,天麻10克,钩藤(后下)15克,葛根30克,川芎15克,蔓荆子20克,煅龙骨30克,柴胡10克,蒲公英15克,桑白皮30克,白蒺藜30克,怀牛膝30克,石决明(先煎)30克,焦山楂、焦神曲各15克,乌贼骨30克,八月札30克,赤芍、白芍各15克,合欢皮30克,夜交藤30克。

同时配以落花安神口服液,睡前半小时服用2支;解郁Ⅱ号,每次1/2包,每日2次,冲服

二诊: 2012年9月4日

睡眠改善,服用佐匹克隆1粒,每夜可入睡3~4小时,心慌心烦,胸闷,头痛,腰背痛,骨质疏松。舌淡,苔薄,脉弦。

处方: 8月7日方加制狗脊15克,去夜交藤。

同时配以落花安神口服液,睡前半小时服用2支;解郁Ⅱ号,每次1/2包,每日2次,冲服。

三诊: 2012年9月25日

睡眠好转,心慌心烦,9月24日在长海医院开赛乐特(帕罗西汀)、黛力新,睡前服用佐匹克隆1粒,口干,思虑多,胃胀,大便成形。舌暗,苔薄,脉细。

处方: 瓜蒌皮15克,薤白头10克,延胡索15克,桑白皮30克,白蒺藜30克,怀牛膝30克,石决明(先煎)30克,僵蚕10克,蝉蜕6克,柴胡10克,煅龙骨30克,乌贼骨30克,蒲公英15克,八月札30克,青皮、陈皮各15克,赤芍、白芍各15克,丹参30克,合欢皮30克,夜交藤30克。

同时配以落花安神口服液,睡前服用2支;解郁Ⅱ号,每次1/2包,每日2次,冲服。

按语:本患者因身体和家事不顺诱发精神抑郁,甘麦苦参汤舒肝解郁,桑白皮、白蒺藜、怀牛膝、石决明改善血管硬化,天麻、钩藤、葛根、川芎、柴胡、煅龙骨平肝潜阳。患者有慢性胃炎史,"胃不和则卧不安"语出《素问·逆调论》:"人有逆气不得卧……是阳明之逆也……阳明者,胃脉也。胃者,六腑之海,其气亦下行。阳明逆,不得从其道,故不得卧也。《下经》曰:'胃不和则卧不安'。此之谓也。"予乌贼骨制酸,八月札理气和胃,蒲公英清热和胃,配合上药相得益彰。二诊患者腰背痛,予制狗脊补肝肾,强筋骨,祛风湿。全方标本兼顾,共奏安神之功。

(王俊整理)

5. 谢某,男,25岁,2006年2月11日初诊。

主诉:失眠2年。

现病史:患者自幼有慢性胃炎,时好时发,2004年参加工作以后,因工作紧张,每晚12点后方能就寝,且入睡困难,每夜睡5~6小时,但多梦易醒,白天头晕、头胀,遇事紧张,手抖,时嗳气频作,胃脘不适,甚则恶心。

刻诊:入睡困难,每夜睡5~6小时,多梦多醒,头晕、头胀,嗳气、恶心,手抖,纳差,大便日行顺。舌质红,苔薄根微黄腻,脉细微弦。BP:110/85 mmHg。

中医诊断:不寐。

西医诊断:失眠症,慢性胃炎。

辨证:肝郁犯胃,胃气上逆,化风。

治疗原则:平肝解郁,和胃降逆息风。

处方:淮小麦30克,甘草10克,苦参15克,蝉蜕6克,僵蚕10克,旋覆花(包)10克,代赭石(先煎)10克,制半夏10克,姜竹茹15克,苏梗15克,佛手10克,柴胡10克,煅龙骨30克,煅牡蛎30克,郁金15克,石菖蒲10克,合欢皮30克,远志10克,朱灯心3克。水煎服,日1剂,连服14剂。

同时配以落花安神合剂3盒,每晚睡前服2支。

医嘱:注意改变不良生活习惯,坚持早睡早起。

二诊:2006年2月18日

药后头晕头胀、紧张、心慌诸症减轻,嗳气减少,仍有恶心,夜眠5~6小时,质量提高,梦减少。2月11日方改姜竹茹30克,加赤芍15克,白芍15克,再进14剂,并嘱患者坚持早睡早起。

三诊:2006年3月4日

药后睡眠明显改善,夜睡7~8小时,半小时内入睡,嗳气平,恶心偶有,心情平静,纳增,便调。苔薄根微黄腻,咽红,考虑有慢性咽炎,2月18日方加黄芩15克,再进14剂,以巩固疗效。

按语:此患者素有胃病,时好时差,此次因工作紧张,精神过劳,晚睡难寐,睡后多梦易醒,属肝郁犯胃,引起胃气上逆,旧恙复发,胃不和则寐更不安。且伴手抖,有化风之象。故立法以平肝解郁,和胃降逆,兼息风安神治之,再嘱患者要注意生活规律,克服晚睡晚起不良习惯,坚持早睡早起,以与自然界阴阳消长规律同步和谐。患者颇能理解和接受。故服药二诊后,睡眠即恢复正常,胃气上逆明显缓解,其他诸多症状亦相应消失。

(严晓丽整理)

(六)肝亢犯心之不寐

1. 王某,男,60岁,2012年7月31日初诊。

主诉:失眠10年余,加重半年。

现病史:总睡眠时间为4~6小时,多梦,多醒,胸闷、胸痛,气短,头晕,行走不稳,神疲乏力,健忘,头颈板滞,脚麻,足跟软,背痛,多思多虑,口干,二便调畅。既往有冠状动脉粥样硬化性心脏病(冠心病)、高血压病史多年,空腹血糖最高6.0 mmol/L。舌红,苔薄黄,苔中有剥脱,脉弦细涩。BP:150/90 mmHg。

中医诊断:不寐。

西医诊断:失眠症,冠心病,高血压。

辨证:肝亢犯心。

治疗原则:平肝潜阳,活血通络。

处方:二白降压汤加味。桑白皮30克,白蒺藜30克,怀牛膝30克,石决明(先煎)30克,柴胡10克,煅龙骨30克,全瓜蒌15克,薤白10克,延胡索15克,天麻10克,葛根30克,钩藤(后下)15克,川芎15克,广郁金15克,石菖蒲10克,焦山栀15克,芦根30克,赤芍、白芍各10克,丹参15克,合欢皮30克。

二诊:2011年9月12日

服药后睡眠时间无改变,多梦多醒减少,胸闷、胸痛好转,头晕改善,耳鸣。舌红,苔薄黄,苔中有剥脱,脉弦细。BP:140/80 mmHg。

处方:二白降压汤加味。桑白皮30克,白蒺藜30克,怀牛膝30克,石决明(先煎)30克,柴胡10克,煅龙骨30克,全瓜蒌15克,薤白10克,延胡索15克,天麻10克,葛根30克,钩藤(后下)15克,川芎15克,广郁金15克,石菖蒲10克,焦山栀15克,芦根30克,赤芍、白芍各10克,丹参15克,合欢皮30克,灵磁石30克。

三诊:2011年9月26日

服药后睡眠时间增加为5~7小时,多梦多醒明显减少,胸闷减轻,无胸痛,耳鸣减。舌红,苔薄微黄,脉弦细。BP:130/70 mmHg。

处方:二白降压汤加味。桑白皮30克,白蒺藜30克,怀牛膝30克,石决明(先煎)30克,柴胡10克,煅龙骨30克,全瓜蒌15克,薤白10克,天麻10克,葛根30克,钩藤(后下)15克,川芎15克,广郁金15克,石菖蒲10克,焦山栀15克,黄芩15克,芦根30克,赤芍、白芍各10克,丹参15克,合欢皮30克。

按语: 本患者为中老年男性,存在高血压、高血脂症等,有冠心病病史,反复胸闷、胸痛,劳累后加重。在治疗应针对动脉硬化性疾病进行调治,临床常运用二白降压汤中的桑白皮、白蒺藜、怀牛膝、石决明平肝潜阳;天麻、钩藤平肝息风;葛根、川芎柔肝活血;柴胡、煅龙骨疏肝安神;全瓜蒌、薤白开胸散结;延胡索止痛;郁金、石菖蒲解郁,焦山栀、芦根清热除烦,止渴生津;丹参、赤芍活血通络;加用合欢皮安神助眠。二诊加用磁石重镇安神治疗耳鸣;三诊加用黄芩增强清热之功。患者舌苔剥脱为热生津伤表现,经治疗后热去津生,故舌苔恢复。临床从"肝亢"入手治疗冠心病合并失眠,清泻肝热和活血通络并重,开创了心脑血管疾病合并失眠症的新治法,屡获奇效。

(王磊整理)

2. 任某,女,40岁,2012年7月13日初诊。

主诉: 失眠3年余。

现病史: 3年前因精神过劳导致失眠,现服思诺思(酒石酸唑吡坦),每日半粒,夜寐3~4小时,早醒,醒后不易再入睡。

刻诊: 白天头晕头胀,心悸不安,胸闷气短,胸骨后时有疼痛,咽喉不适有异物感,口干欲饮。舌质红,苔黄厚腻,脉弦微数。BP: 115/75 mmHg。心电图示:窦性心律。

中医诊断: 不寐,胸痹。

西医诊断: 失眠症,心脏神经官能症。

辨证: 肝郁阳亢,心脉瘀阻。

治疗原则: 疏肝潜阳,理气散结,通脉化瘀。

处方: 淮小麦30克,甘草10克,苦参15克,蝉蜕6克,僵蚕10克,全瓜蒌15克,薤白10克,延胡索15克,天麻10克,钩藤(后下)15克,葛根30克,川芎15克,蔓荆子20克,柴胡10克,煅龙骨30克,焦山栀15克,黄芩15克,郁金15克,麦冬15克,赤芍15克,白芍15克,合欢皮30克,夜交藤30克,芦根30克。

同时配以落花安神口服液,睡前半小时服2支。

二诊: 2012年7月27日

药后仍服思诺思(酒石酸唑吡坦),每晚半粒,夜寐5~6小时,心情稍许平静,头晕头胀、胸闷气短症状减轻,胸痛消失,额上出现少许痤疮。舌质偏红,苔薄微黄,脉细。

处方: 淮小麦30克,甘草10克,苦参15克,蝉蜕6克,僵蚕10克,全瓜蒌15克,薤白10克,煅龙骨30克,天麻10克,钩藤(后下)15克,葛根30克,川芎15克,黄芩15克,柴胡10克,乌贼骨30克,蒲公英30克,郁金15克,麦冬15克,焦山栀15克,赤芍15克,白芍15克,合欢皮30克,夜交藤30克,芦根30克,生薏苡仁30克。

同时配以落花安神口服液,睡前半小时服2支。

三诊:2012年8月24日

药后思诺思(酒石酸唑吡坦)逐步减量,现每晚服1/8粒,夜寐7~8小时,心情平静,胸闷气短症状已无,口咽干燥,大便偏稀。舌淡红,苔薄微黄,脉细。BP:110/70 mmHg。

处方:淮小麦30克,甘草10克,苦参15克,蝉蜕6克,僵蚕10克,瓜蒌皮15克,薤白10克,乌贼骨30克,天麻10克,钩藤(后下)15克,葛根30克,川芎15克,蔓荆子20克,柴胡10克,煅龙骨30克,蒲公英30克,郁金15克,石菖蒲10克,焦山栀15克,赤芍15克,白芍15克,合欢皮30克,芦根30克,生薏苡仁30克。

同时配以落花安神口服液,睡前半小时服2支。

按语:胸痹以胸部闷痛为主要症状,《金匮要略》载:"胸痹不得卧,心痛彻背",《灵枢·本神》曰:"愁忧者,气闭塞而不行。"该患者年前因精神过劳导致失眠,情绪紧张,肝失疏泄,肝气郁结,闭塞不行,郁结于胸,发为胸痹。证属肝郁阳亢,心脉瘀阻。治当疏肝潜阳,理气散结,通脉化瘀。方中淮小麦、甘草、苦参、麦冬解郁除烦,宁心安神;柴胡、煅龙骨、天麻、钩藤疏肝潜阳;焦山栀、黄芩、芦根、葛根、川芎、蔓荆子、赤芍、白芍清热化瘀;郁金、石菖蒲清心开窍;蝉蜕、僵蚕、合欢皮、夜交藤息风安神;全瓜蒌、薤白、延胡索宽胸理气,化瘀止痛。二诊时患者夜寐改善,诸症减轻,胸痛消失,原方去延胡索,加蒲公英、生薏苡仁清热除湿。三诊时思诺思(酒石酸唑吡坦)减量至每晚服1/8粒,夜寐7~8小时,心情平静,胸闷气短症状已除,大便偏稀,故全瓜蒌改为瓜蒌皮,去夜交藤、黄芩。此患者心悸、胸闷气短、胸骨后刺痛非实质性心脏疾病,属植物神经调节紊乱致心脏神经官能症,治以不寐为主,病症结合,药证相符,收效颇佳。

(单文整理)

(七)肝亢犯肺之不寐

尹某,女,78岁,退休,2003年7月18日初诊。

主诉:失眠咳嗽半年。

现病史:半年前因感冒后咳嗽,至今不愈。现咽痒无痰,呛咳阵作,夜间为甚,入夜难寐,每夜睡3~4小时,白天头晕头胀,尿频,易汗,大便偏溏。舌黯红,苔薄少津,脉细。BP:100/60 mmHg。

中医诊断:不寐,咳嗽。

西医诊断:失眠症,慢性咽炎。

中医辨证:肝阳上亢,肺失清肃。

治则:平肝潜阳,润肺清热。

处方:桑叶15克,天麻10克,钩藤(后)15克,葛根30克,川芎15克,郁金15

克,石菖蒲10克,柴胡10克,煅龙骨30克,黄芩15克,鱼腥草30克,茯神30克,江剪刀草30克,北沙参30克,黄芪30克,碧桃干15克,蝉蜕10克,赤芍、白芍各15克。水煎服,日1剂,连服7天。

同时配以落花安神合剂,临睡半小时前服用2支。

二诊:2003年7月25日

上药服7剂后,呛咳即减,睡眠改善,每夜睡5~6小时,头晕头胀减轻,仍易出汗,尿频,口干,大便成形。舌暗,苔薄,脉细,上方去江剪刀草,加黑大豆30克。水煎服,日1剂,连服14天。

三诊:2003年8月16日

上药服14剂后,呛咳缓解,睡眠明显改善,每夜睡6~7小时,头晕头胀已少,自汗少,尿频减轻,口不干,大便日行。舌暗,苔薄,脉细。上方去鱼腥草、黄芩,巩固治疗。

按语:此患者乃燥咳,感冒后余邪未清,稽留咽痒不适,再加未能休息,精神过劳,呛咳无痰而致夜寐不安,肝阳上亢,木旺侮金,则呛咳更甚,相互影响,故久病不愈。一般止咳化痰之剂,不能收效。此乃肝亢化火,反侮其肺金所致,故宜从肝论治,兼清余邪法,常收良效。

(许红整理)

(八)其他不寐

1.陆某,女,38岁,2008年11月4日初诊。

主诉:夜寐不安2年,伴低热1年

现病史:2006年8月起因精神过劳出现夜寐不安,曾服用黛力新和三唑仑半年,未见好转,已停服1年。1年前无明显诱因发生午后低热,午后37.3~37.4℃,伴有手足心热,皮肤发烫。经多次抗生素治疗,疗效不佳。

刻诊:夜寐4~5小时,多梦,早醒于3AM。午后低热,夜寐差,精神不振,头晕,手抖,心慌,心跳快,尿频,腰酸,小腹微痛,月经量少,色暗,夹有血块,2~3日净。面部热疮,色红,易出油。舌质微暗,苔薄微黄,脉细。BP: 130/90 mmHg。

中医诊断:不寐,内伤发热。

西医诊断:失眠症,低热待查。

辨证:肝郁阳亢,阴虚内热。

治疗原则:平肝解郁,滋阴清热安神。

处方:加味柴胡龙牡汤合青蒿地骨皮饮加减。青蒿15克,地骨皮20克,枸杞子15克,女贞子15克,焦山栀15克,金银花、连翘各15克,黄芩15克,当归10克,赤芍、白芍各15克,柴胡10克,煅龙骨30克,天麻10克,钩藤(后下)15克,郁金15克,麦冬15克,紫花地丁30克,合欢皮30克,远志10克,蝉蜕6克,僵蚕10克。水煎服,日1剂,连服14天。

二诊: 2008年11月18日

自觉午后低热减轻,但仍作。手心热,汗出,夜寐7~8小时,夜梦减少,无头晕,口干,心慌,紧张,尿频好转,面部热疮。胃纳可,大便每日1次。舌质微红,苔薄腻微黄,脉细。BP: 120/80 mmHg。11月4日方去枸杞子、女贞子、金银花、连翘,加生薏苡仁30克。水煎服,日1剂,连服14天。

三诊: 2008年12月2日

午后低热退,手心热好转,无汗,咽痒,夜寐10小时左右,质量可。面部热疮减退,仍有痒疹。月经量略增,胃纳可,大便每日1次。舌质微红,苔根微黄腻,脉细。11月4日方去当归,加丹参30克,白鲜皮20克。水煎服,日1剂,连服14剂。

按语:《诸病源候论·虚劳热候》云:"虚劳而热者,是阴气不足,阳气有余,故内外生于热,非邪气从外来乘也。"患者精神过劳,肝失疏泄,肝气不能条达,气郁化火,加之素体阴虚,热病日久,好伤阴液,导致阴精亏虚,阴阳失调而致病。故治拟平肝解郁,滋阴清热安神。拟加味柴胡龙牡汤合青蒿地骨皮饮化裁。方中青蒿、地骨皮、枸杞子、女贞子养阴清热;焦山栀、金银花、连翘、黄芩、紫花地丁清热解毒;赤芍、白芍、当归养血活血;柴胡、煅龙骨疏肝解郁,平肝潜阳;天麻、钩藤、白蒺藜清热平抑肝阳;郁金解郁安神开窍;麦冬滋阴养心;合欢皮、远志、蝉蜕、僵蚕解郁开窍养心安神。全方共奏平肝解郁,滋阴清热安神之效。二诊时低热略减,面部热疮,苔薄腻微黄,故去枸杞子、女贞子、银翘,加生薏苡仁,以清利湿热。三诊时月经量略增,面部热疮减退,仍有痒疹,故去当归,加丹参、白鲜皮,以活血祛风除湿热。此患者西医检查未见异常,故而束手无策,而患者确实痛苦不堪。中医学从整体辨治,以人为本,调理阴阳,阴平阳秘则诸症自除。

(王惠茹整理)

2. 孟某,女,42岁,2008年11月7日初诊。

主诉:夜寐不安4年,加重4个月。

现病史:4年来,夜寐时好时差。4个月前,因情志不悦而加重。现不服安眠药,夜寐5~6小时,但入睡难,多梦。曾服用艾司唑仑每日1片,睡前服用,治疗效果不佳。

刻诊:夜寐5~6小时,但入睡难,多梦。白天头晕、头胀伴头皮跳痛,时耳鸣,颈肩板滞,记忆力下降,口干欲饮,情志不畅,心慌不安,周身肌肉疼痛,胃脘稍胀,纳可,大便秘结,月经调。舌质微红,苔薄根微黄,脉细微弦。BP: 130/90 mmHg。

中医诊断:不寐。

西医诊断:失眠症。

辨证:肝郁阳亢,气血痹阻。

治疗原则:解郁平肝,通络活血,清热安神。

处方:甘麦苦参汤合加味柴胡龙牡汤加减。淮小麦30克,生甘草10克,苦参

15克,蝉蜕6克,僵蚕10克,天麻10克,钩藤(后下)15克,葛根30克,川芎15克,蔓荆子20克,威灵仙30克,鸡血藤30克,柴胡10克,煅龙骨、煅牡蛎各30克,广郁金15克,石菖蒲10克,赤芍、白芍各15克,焦山栀15克,地骨皮20克,八月札30克,合欢皮30克,远志10克。水煎服,日1剂,连服7天。

二诊: 2008年11月14日

服上药1周,夜寐7~8小时,入睡难减轻,多梦减少,头晕胀缓解,跳痛减轻,记忆力改善,周身痛颈肩板滞消失,胃脘不胀,纳增加,脑鸣仍作。大便转畅。再续11月7日方14剂,以巩固疗效。

按语:《内经》云:"肝主情志,恶抑郁,喜条达。"情志不悦最易引起气血不畅而致不寐。失眠症因情志因素引起者颇多。据我院3 830例失眠患者统计分析,其中因情志不悦、精神过劳或惊吓引起者占70%以上。凡因情志不悦引起者,当首选从肝论治法,则采用甘麦苦参汤合加味柴胡龙牡汤以解郁平肝,再加入威灵仙、鸡血藤、赤芍、白芍等活血柔肝通络安神之剂。方中淮小麦、甘草、苦参解郁除烦,天麻、钩藤清热平抑肝阳,葛根、川芎、蔓荆子活血解肌;柴胡、煅龙骨、煅牡蛎疏肝解郁,平肝潜阳;郁金、石菖蒲解郁安神开窍;焦山栀清热利湿除烦;威灵仙、鸡血藤、赤芍、白芍活血化瘀通络柔肝;合欢皮、远志、蝉蜕、僵蚕解郁开窍养心安神。药证相符,果收良效。

(王惠茹整理)

3. 丁某,女,22岁,2009年12月11日初诊。

主诉: 湿疹伴不寐1个月。

现病史: 起因不明。面部、臀部、手掌湿疹,瘙痒,有抓痕,臀部皮疹分布呈对称性,夜寐多梦,说梦话,心烦,胃纳可,大便2日1次。舌质微红,苔薄微黄。

中医诊断: 湿疹,不寐。

西医诊断: 湿疹,失眠症。

辨证: 血燥风胜。

治疗原则: 祛风清热,活血止痒。

处方: 地骨皮20克,白鲜皮30克,羊蹄根30克,丹皮15克,赤芍15克,白芍15克,丹参20克,荆芥10克,防风10克,牛蒡子15克,蝉蜕6克,僵蚕10克,紫花地丁30克,生薏苡仁30克,蒲公英30克,柴胡10克,煅龙骨30克,生甘草6克,生黄芪30克。水煎服,日1剂,连服14剂。

二诊: 2010年1月22日

主诉效果很好,面部、手掌皮疹明显消退、臀部皮疹见色素沉着,无瘙痒,胃纳可,大便2日1次,偏干,夜梦减少,梦话减少。舌尖红,苔薄。12月11日方加生地30克,再进14剂巩固疗效。

按语: 湿疹是一种过敏性皮肤病,发病时主要表现为患处有成片的红斑、密集或疏散的小丘疹,或是肉眼难以看见的水疱,严重时可有大片渗液及糜烂。湿疹的病机有外邪袭表、湿热内蕴、血燥风胜、脾虚湿阻。该患者初诊时皮疹明显,皮肤干燥,无渗液,瘙痒,心烦,夜寐多梦,考虑为心肝血虚风胜,交织于肌肤,致肌肤失荣,疮疹叠起。方中地骨皮味甘淡性寒无毒,可清虚热凉血;白鲜皮清热燥湿,祛风解毒;羊蹄根苦、寒,具有清热消炎,凉血止血,疗疮治癣的作用;丹皮凉血;赤芍活血;白芍、丹参活血养血;荆芥解表散风,透疹;防风辛、甘、微温,祛风解表;牛蒡子疏散风热,宣肺透疹,牛蒡子水浸液(1∶2)在试管内对堇色毛癣菌、同心性毛癣菌、许兰黄癣菌、奥杜盎小芽孢癣菌、羊毛样小芽孢癣菌、腹股沟表皮癣菌、红色表皮癣菌、星形奴卡菌、铁锈色小芽孢癣菌等9种致病性真菌有抑菌作用;蝉蜕疏散肝经风热,息风止痉,僵蚕息内风,祛外风,两药相配,有平肝息风止痉作用;紫花地丁、生薏苡仁、蒲公英清热祛湿;柴胡、煅龙骨平肝潜阳;甘草调和诸药,黄芪益气,提高机体免疫力。全方共奏祛风清热,活血止痒功效。方中白鲜皮水浸剂对多种致病真菌和堇色毛癣菌、同心性毛癣菌、许兰氏黄癣菌,均有不同程度的抑制作用,白鲜皮、羊蹄根为临床治疗皮肤瘙痒的常用有效药对。

(严晓丽整理)

4. 林某,男,21岁,2012年7月17日初诊。

主诉: 反复失眠4年,加重2周。

现病史: 2008年患者因读书期间住校环境干扰,加上学业繁重,精神过劳引起失眠,反复发作,曾服用抗抑郁、安定类药物治疗。近2周通宵不眠,服用氯硝西泮1/2粒,左洛复(盐酸舍曲林)1粒,可入睡1~2小时,白天头晕,心烦,注意力不集中,记忆力下降,多思多虑,尿频尿急。有前列腺炎史。

刻诊: 夜不能寐,头晕,心烦,注意力不集中,记忆力下降,尿频尿急,大便通畅。舌质暗,苔薄黄,脉微弦滑。

中医诊断: 不寐,郁病,淋证。

西医诊断: 失眠症,抑郁症,前列腺炎。

辨证: 肝郁阳亢,湿热下注。

治疗原则: 疏肝解郁,活血安神,清热利湿。

处方: 淮小麦30克,甘草10克,苦参15克,蝉蜕6克,僵蚕10克,天麻10克,钩藤(后下)15克,葛根30克,川芎15克,柴胡10克,煅龙骨30克,郁金15克,石菖蒲10克,焦山栀15克,黄柏15克,赤芍、白芍各15克,丹参30克,合欢皮30克,夜交藤30克,益智仁10克。

同时配以落花安神口服液,睡前半小时服用2支;解郁Ⅱ号,每次1/2包,每日2次,冲服。

二诊: 2012年7月31日

睡眠改善,服用氯硝西泮1/2粒,左洛复1粒,每夜入睡10小时,尿频尿急好转,记忆力减退好转。舌暗,苔薄,脉微弦滑。

处方:淮小麦30克,甘草10克,苦参15克,蝉蜕6克,僵蚕10克,天麻10克,钩藤(后下)15克,葛根30克,川芎15克,柴胡10克,煅龙骨30克,郁金15克,石菖蒲10克,焦山栀15克,黄柏15克,赤芍、白芍各15克,丹参30克,合欢皮30克,夜交藤30克。

同时配以落花安神口服液睡前服用2支;解郁Ⅱ号,每次1/2包,每日2次,冲服。

三诊:2012年9月11日

夜寐尚安,服用氯硝西泮1/3粒,左洛复1粒,每夜入睡10小时,尿频尿急好转,记忆力减退好转。舌暗,苔薄,脉细滑。

处方:淮小麦30克,甘草10克,苦参15克,蝉蜕6克,僵蚕10克,天麻10克,钩藤(后下)15克,葛根30克,川芎15克,柴胡10克,煅龙骨30克,郁金15克,石菖蒲10克,焦山栀15克,黄柏15克,赤芍、白芍各15克,丹参30克,合欢皮30克,夜交藤30克,益智仁10克。

同时配以落花安神口服液,睡前半小时服用2支;解郁Ⅱ号,每次1/2包,每日2次,冲服。

按语:本患者为学生,因住校及学业压力大引起失眠,起于精神过劳,又多思多虑,肝气郁滞,属于中医“郁病”,又见尿急尿频,病机属肝郁阳亢,湿热下注,治以疏肝解郁,活血安神,清利湿热。方中甘麦苦参汤,疏肝解郁,宁心安神;天麻、钩藤清热平肝;柴胡、龙骨平肝潜阳;葛根、川芎解肌,活血行气;郁金、石菖蒲解郁安神;丹参、赤芍、白芍活血化瘀;焦山栀、黄柏清利湿热;益智仁温补脾肾。再加上解郁Ⅱ号,方中萱草花解郁忘忧。二诊患者入睡安好,尿急尿频好转。三诊患者夜寐尚安,记忆力减退改善,疗效甚是突出。笔者在治疗过程中,善于运用心理疏导方法,帮助患者树立起战胜疾病的信心,让患者首先正视自己的疾病,了解自己的精神弱点,并努力克服。此类患者大多学习工作努力,不肯马虎,是学习工作中的强者,但是精神上的弱者,反复思虑,多疑多虑,积久成疾,经劝导患者心情豁然开朗,更有助于疾病的恢复。

（王俊整理）

郁 病 医 案（10例）

1.马某,女,27岁,2009年12月11日初诊。

主诉:焦虑、失眠2年。

现病史:始于感冒后引起肺炎,以及看病贵、精神压力大、男友不照顾、情志不悦等多因素,现每晚服佐匹克隆半粒,好时夜睡4~5小时,易惊醒,差时通宵不寐。

刻诊：夜睡2~3小时，多醒，夜间烦热，白天头晕头胀，颈项板滞，胸闷、心烦易怒、易紧张，月经调，胃纳尚可，大便日行。舌质红，苔薄黄微腻，脉细弦。BP：135/75 mmHg。

中医诊断：郁病，不寐。

西医诊断：焦虑症，失眠症。

辨证：肝郁阳亢，瘀热交阻。

治疗原则：平肝解郁，清热活血安神。

处方：淮小麦30克，甘草10克，苦参15克，蝉蜕6克，僵蚕10克，天麻10克，钩藤（后下）15克，葛根30克，川芎15克，蔓荆子20克，柴胡10克，煅龙骨30克，郁金15克，石菖蒲10克，焦山栀15克，黄芩15克，赤芍15克，白芍15克，合欢皮30克，远志10克。水煎服，日1剂，连服14剂，

同时配以落花安神合剂3盒，每晚睡前服2支。

二诊：2010年12月25日

上次就诊后又到西医院诊治，改每晚服美抒玉（盐酸曲唑酮）1粒，艾司唑仑1粒，同时服中药，夜睡7~8小时，多梦，恶心不适。颈项板滞，胸闷。舌质微红，苔薄，脉细。

12月11日方去黄芩，加制半夏10克，丹参30克，续服14剂，落花安神合剂30支，每晚睡前半小时服2支。

医嘱：安眠药尽量不要加，可采取递减法减药。

三诊：2010年1月15日

停服西药，夜寐好时7~8小时，差时2~3小时，多梦，心情平静，此次月经不畅，小腹刺痛，胃脘嘈杂，大便时稀。12月11日方去蔓荆子，加瓦楞子30克，乌贼骨30克，蒲公英30克，当归10克，延胡索15克，续服14剂。

同时配以落花安神合剂30支，每晚睡前半小时服2支。

四诊：2010年2月26日

停服中药10天，夜睡6~7小时，胃脘嘈杂、小腹胀，带下可，大便1~2日1次，偏干。12月11日方去当归、延胡索，加红藤30克，紫花地丁30克，续服14剂，同时配以落花安神合剂30支，每晚睡前半小时服2支。

按语：患者因财务压力及情志不悦等因素导致焦虑失眠，属情志病范畴，情志病与肝有密切的关系。中医理论认为肝为刚脏，五行归木，喜条达，恶抑郁。肝主疏泄为肝功能的概括，包括疏泄气机，调畅情志，调节血脉等。人体肝脏犹如春升之气，具有条顺、畅达、疏通的特性。肝的疏泄功能异常，气机疏通和畅达受阻，则以郁结为患，郁于本经则见胸胁胀痛，乳房胀痛，少腹胀痛，在精神方面表现为心烦易躁，焦虑不安，失眠多梦等。治疗上主张"木郁达之"，即条达、舒畅之意。该患者证属肝郁阳亢，瘀热交阻，治拟平肝解郁，清热活血安神。方中淮小麦、甘草、苦

参除烦安神,开胸散结;蝉蜕、僵蚕平肝息风,镇静安神;天麻、钩藤平抑肝阳;葛根、川芎、蔓荆子活血解肌,祛风止痛;柴胡、煅龙骨平肝潜阳,郁金、石菖蒲解郁开窍安神;焦山栀、黄芩清肝经湿热,泻火除烦;赤芍、白芍、丹参活血柔肝;合欢皮有昼开夜合之特性,能安五脏,和心志,令人欢乐无忧;远志宁心安神。全方共奏平肝解郁,清热活血安神之效。患者服用中药52剂后,逐渐递减安眠药及抗抑郁药,夜寐6~7小时,夜寐基本恢复正常,再进14剂巩固疗效。

(严晓丽整理)

2. 沈某,女,31岁,2008年12月16日初诊。

主诉:焦虑、失眠2周。

现病史:始于情志不悦,多思多虑。未服安眠药,夜寐3~4小时,多醒或间醒长,白天头晕,精神不振,心慌,心烦,紧张,胆怯,消极思想,易哭,自信心下降,多思多虑,口干,手抖,肌肉跳,身热,兴趣下降,月经后期。

刻诊:夜寐3~4小时,多醒,头晕,精神不振,心慌,心烦,紧张,胆怯,手抖,肌肉跳,身热,口干,胃纳可,大便尚调。舌质偏红,苔薄微黄,脉细微弦。BP:110/75 mmHg。

中医诊断:郁病,不寐。

西医诊断:焦虑症,失眠症。

辨证:肝郁阳亢,瘀热交阻。

治疗原则:平肝解郁,清热活血安神。

处方:淮小麦30克,甘草10克,苦参15克,蝉蜕6克,僵蚕10克,柴胡10克,煅龙骨、牡蛎各30克,天麻10克,钩藤(后下)15克,葛根30克,川芎15克,郁金15克,石菖蒲10克,焦山栀15克,芦根30克,赤芍、白芍各15克,丹参30克,合欢皮30克,远志10克。水煎服,日1剂,连服14剂。

同时配以落花安神合剂3盒,每晚睡前半小时服2支。

二诊:2008年12月30日

患者服上药后,夜寐好转,夜寐6小时左右,心情转平,精神转振。舌红,苔薄脉细。上方续进14剂巩固疗效。

按语:焦虑是一种不愉快的、痛苦的情绪状态,同时伴有躯体方面的不舒适体验。而焦虑症就是一组以焦虑症状为主要临床表现的情绪障碍,包含情绪和躯体两组症状。情绪症状表现为紧张不安、提心吊胆、恐惧、害怕、忧虑。躯体症状表现为自主神经功能亢进,如心慌、气短、口干、出汗、颤抖、面色潮红等,有时还会有濒死感。按照患者的临床表现,焦虑症可分为广泛性焦虑、急性焦虑发作(又称为惊恐发作)、恐怖症(包括社交恐怖、场所恐怖、特定的恐怖)。根据该患者心慌、心烦、紧张、胆怯、易哭、口干、手抖、肌肉跳等症状,可诊断为广泛性焦虑伴失眠。患者因情志不悦,肝失疏泄,肝气升发太过,形成肝阳上亢和肝风内动的表现,如头晕、烦躁、易怒、手抖、肌肉跳等症状；肝气郁结于胸，则胸闷不畅。治拟平肝解郁，清热活血安神。方中淮小麦、甘草、苦参除烦安神，开胸散结；蝉蜕、僵蚕平肝息风止痉作用；天麻、钩藤息风止痉，平抑肝阳；葛根、川芎活血解肌，祛风止痛；柴胡、煅龙骨、煅牡蛎平肝潜阳；郁金、石菖蒲解郁开窍安神；焦山栀、黄芩清肝经湿热，泻火除烦；赤芍、白芍、丹参活血柔肝；合欢皮远志解郁宁心安神。全方共奏平肝解郁，清热活血安神之效。患者服用14剂后夜寐改善，心情转平，效果较明显。

（严晓丽整理）

3. 李某，男，59岁，2012年6月1日初诊。

主诉：焦虑、失眠20年，加重5年。

现病史：始于20年前过度高兴（家中宴请祝贺），曾服多种中西药治疗，疗效不佳。现不服安眠药，服西洋参5克时，能睡4小时，不服则通宵不寐。白天头晕头胀，耳鸣，记忆力明显下降，视力下降，腰背痛，腿麻，脚跟痛，胸闷心慌，心烦易躁，焦虑紧张，胆怯，常自言自语。

刻诊：夜睡4小时，头晕头胀，耳鸣，记忆力下降，视力下降，腰背痛，腿麻，脚跟痛，胸闷心慌，心烦易躁，焦虑紧张，胆怯，口干，胃纳一般，大便偏干。舌质红，苔薄黄，脉细微弦。BP：125/80 mmHg。

中医诊断：郁病，不寐。

西医诊断：焦虑症，失眠症。

辨证：肝亢犯心。

治疗原则：平肝解郁，养心安神。

处方：淮小麦30克，甘草10克，苦参15克，蝉蜕6克，僵蚕10克，天麻10克，钩藤（后下）15克，葛根30克，川芎15克，蔓荆子20克，柴胡10克，煅龙骨30克，郁金15克，石菖蒲10克，焦山栀15克，黄芩15克，芦根30克，生地30克，赤芍、白芍各15克，丹参30克，合欢皮30克，夜交藤30克，远志10克。水煎服，日1剂，连服14剂。

同时配以落花安神合剂3盒，每晚睡前服2支；解郁Ⅱ号冲剂14包，每日1包，分2次冲服。

按语：过喜伤心，指喜乐过极则损伤心神。《素问·阴阳应象大论》："在脏为心，在志为喜。"喜，一般来说属于对外界刺激产生的良性反应。前人认为心藏神，正常的喜乐，使精神愉快，心气舒畅。但喜乐过度则可使心神受伤，气弛缓，精神涣散，而产生喜笑不休、心悸、失眠等症。《灵枢·本神》："喜乐者，神惮散而不藏。"过喜实则为精神亢奋，故白天喜笑不休，夜间不寐。

本例患者久病心烦易躁，焦虑紧张，证属肝亢犯心，母病及子，治拟平肝解郁，养心安神。方中淮小麦、甘草、苦参除烦安神，开胸散结；蝉蜕、僵蚕平肝息风止痉作用；天麻、钩藤息风止痉，平抑肝阳；葛根、川芎、蔓荆子活血解肌，祛风止痛；柴胡、煅龙骨平肝潜阳；郁金、石菖蒲解郁开窍安神；焦山栀、黄芩清肝经湿热，泻火除烦；芦根生津止渴；生地滋阴补肾；赤白芍、丹参活血柔肝；合欢皮、夜交藤、远志解郁宁心安神。全方共奏平肝解郁，养心安神之效。

（严晓丽整理）

4. 胡某，男，41岁，2009年3月24日初诊。

主诉：反复胸闷5年。

现病史：5年来因情志不悦出现反复胸闷不适。经多家医院求治，检查结果均提示：无器质性病变。

刻诊：胸闷不适，有压迫感，伴有气短，颈肩板滞，心烦易紧张，多思多虑，夜寐6~7小时，寐浅，多梦，腰酸。舌质微暗，苔薄微黄，脉细。

中医诊断：郁病，胸痹。

西医诊断：心脏神经官能症。

辨证：肝郁气血痹阻。

治疗原则：平肝解郁，理气活血通痹。

处方：甘麦苦参汤加减。淮小麦30克，甘草10克，苦参15克，蝉蜕6克，僵蚕10克，柴胡10克，煅龙骨、牡蛎各30克，天麻10克，钩藤（后）15克，葛根30克，川芎15克，郁金15克，石菖蒲10克，桑寄生15克，赤芍、白芍各15克，丹参30克，全瓜蒌（打）15克，合欢皮30克。水煎服，日1剂。连服14天。

二诊：2009年4月7日

2周来胸闷不适减轻，无气短，心情转平静，颈肩板滞仍有，夜寐6~7小时，有梦，胃纳可，大便日行。舌质微红，苔薄微黄，脉细。3月24日方加远志10克。水煎服，日1剂。连服14天。

三诊：2009年4月21日

偶有胸闷，气短缓解，心情平静，多思多虑减少，颈肩板滞减轻，夜寐6~7小时，质量可，胃纳可，大便日行顺。舌质暗，苔薄少，脉细。4月7日方再服14剂。

按语：胸痹是指胸部闷痛，甚则胸痛彻背，短气，喘息不得卧为主症的一种疾病，轻者仅感胸闷如窒，呼吸欠畅，重者则有胸痛，严重者心痛彻背，背痛彻心。《灵枢·本神》曰："愁忧者，气闭塞而不行"。患者情志不悦，郁怒伤肝，肝失疏泄，肝气郁结，闭塞不行，郁结于胸，发为胸痹。拟方甘麦苦参汤加减。方中淮小麦、甘草、苦参解郁宁心安神；蝉蜕、僵蚕解郁除烦安神；天麻、钩藤清热平抑肝阳；葛根、川芎活血解肌；柴胡、煅龙骨、煅牡蛎疏肝解郁，平肝潜阳；郁金、石菖蒲解郁安神开窍；赤芍、白芍、丹参活血化瘀柔肝；合欢皮解郁安神；桑寄生补肝肾，强筋骨；全瓜蒌理气宽胸。全方共奏平肝解郁，理气活血通痹之效。二诊时夜寐有梦，余症均减，故原方加远志以安神。三诊时胸闷、夜寐等均改善显著，效不更方。辨证精准，药证相符，故收效颇快。

（王惠茹整理）

5. 裴某,女,58岁,2008年12月2日初诊。

主诉: 心烦伴夜寐不安2月余。

现病史: 2个月前因情志不悦引发心烦意乱伴夜寐不安。曾服用多种镇静催眠药,但治疗效果不佳,现已停服安眠药。

刻诊: 入睡难,夜寐2~3小时,多梦,恶梦。重复动作(反复洗手,要洗3次才认为洗干净)。头晕、头胀、颈部板滞,无手麻,胸闷心慌,焦虑,心烦,紧张,胆怯,易生气,多思多虑,易哭。胃胀嘈,胃纳呆,大便日行。舌质暗红,苔薄黄,脉细弦。BP: 145/80 mmHg。

中医诊断: 郁病。

西医诊断: 焦虑症。

辨证: 肝郁阳亢,瘀热交阻。

治疗原则: 平肝解郁,活血清热安神。

处方: 甘麦苦参汤合加味龙牡汤加减。淮小麦30克,甘草10克,苦参15克,蝉蜕6克,僵蚕10克,桑叶15克,白蒺藜30克,天麻10克,钩藤(后下)15克,葛根30克,川芎15克,柴胡10克,煅龙骨30克,郁金15克,石菖蒲10克,焦山栀15克,黄芩15克,赤芍、白芍各15克,丹参30克,合欢皮30克,远志10克。水煎服,日1剂,连服14天。

二诊: 2008年12月16日

服用上药14剂后,心情转平静,夜寐5~6小时,仍多梦,恶梦减少。胃胀、嗳气,口干欲饮。头晕胀减轻,颈部板滞减轻。仍重复洗手。胃纳如前,大便日行。舌质黯红,苔薄黄,脉细微弦。12月2日方去桑叶、白蒺藜,加旋覆花(包)10克,代赭石(先煎)10克。水煎服,日1剂,连服14天。

三诊: 2008年12月30日

2周来夜寐6小时,多梦,间醒1~2次,白天精神转振,无头晕头胀,颈部板滞,时手麻,不口干,嗳气减少,胃胀减轻。时心慌,重复洗手减少至1次,自觉已干净。胃纳正常,大便日行。舌质暗红,苔薄,脉细微弦。再续2008年12月2日方。水煎服,日1剂,连服,14天。

按语: 肝藏血,主情志,司疏泄。《灵枢·本神》曰:"愁忧者,气闭塞而不行"。患者因情志不悦,肝失疏泄,肝气郁结,引起人体气机失调,脏腑损伤,阴阳失调而致病。患者白天心慌,焦虑、心烦、紧张、胆怯、易生气、多思多虑、易哭,重复动作,此皆肝气郁滞,虚阳上亢,瘀热交阻所致。气机失调,气血运行不畅,故而颈肩酸楚。卧不安则胃不和,故而纳谷不馨、胃胀嘈杂。治拟平肝解郁,活血清热安神。拟甘麦苦参汤合加味龙牡汤加减。方中淮小麦、甘草、苦参解郁除烦,宁心安神;桑叶、白蒺藜、天麻、钩藤清热平抑肝阳;葛根、川芎活血解肌;柴胡、煅龙骨疏肝解郁,平肝潜阳;郁金、石菖蒲解郁安神开窍;焦山栀、黄芩清热利湿除烦;赤芍、白芍、丹参活血化瘀柔肝;合欢皮、远志、蝉蜕、僵蚕解郁开窍养心安神。全方共奏平肝解郁活血清热安神之效。二诊胃胀,嗳气频作。胃气上逆而卧不安,故方中去桑叶、白蒺藜,加旋覆花、代赭石,和胃降逆。三诊时胃脘舒,故以前方续治,以巩固疗效。药证相符,故见效颇快。

(王惠茹整理)

6. 沈某,女,24岁,2012年8月21日初诊。

主诉:反复情绪紧张3周,伴多思多虑。

现病史:3周来患者因为思虑过度出现情绪紧张,伴多思多虑、头晕头痛,睡眠不安,多梦易醒,感觉记忆力明显下降,情绪易激动,敏感。未服用任何药物。有乳腺增生及子宫肌腺症史。

刻诊:情绪紧张,伴多思多虑、头晕头痛,睡眠不安,多梦易醒,记忆力明显下降,情绪易激动,敏感,胃纳差,伴反酸嘈杂。大便干结,小便调。月经量少,有痛经,经行时乳房胀痛不适。舌质红,苔黄,脉弦。BP: 100/70 mmHg。

中医诊断:郁病,痛经,乳癖。

西医诊断:抑郁症,子宫肌腺症,乳腺增生。

辨证:肝郁阳亢,瘀热交阻。

治疗原则:平肝解郁,活血清热。

处方:淮小麦30克,甘草10克,苦参15克,蝉蜕6克,僵蚕10克,红藤30克,紫花地丁30克,延胡索15克,小青皮10克,牛蒡子15克,天麻10克,钩藤(后下)15克,葛根30克,川芎15克,广郁金15克,石菖蒲15克,焦山栀15克,柴胡15克,煅龙骨30克,乌贼骨30克,八月札30克,蒲公英30克,生地黄30克。

同时配以解郁Ⅱ号,每次1/2包,每日2次。

二诊:2012年9月4日

情绪紧张好转,仍然多思多虑,多梦易醒好转,心烦、胸闷、大便均好转,大便每日1次已正常。舌质红,苔黄,脉弦。

处方:8月21日方去生地黄。

同时配以解郁Ⅱ号,每次1/2包,每日2次。

三诊:2012年9月18日

情绪好转,精神转安,睡眠可,时有梦多。痛经及乳房胀痛均好转。服药期间感冒1次,有纳食不佳,乏力。舌质红,苔微黄,脉弦。

处方:9月4日方加合欢皮30克,夜交藤15克。

同时配以解郁Ⅱ号,每次1/2包,每日2次。

按语:本患者因学业思虑过度,导致精神紧张,多思多虑,睡眠不安。此皆为肝气郁滞,虚阳上亢,瘀热交阻为因。处方取甘麦大枣汤之意解郁安神,以苦参代替大枣更能清热除烦,取名"甘麦苦参汤";柴胡、煅龙骨平肝;天麻、钩藤潜肝阳;郁金、石菖蒲开窍醒神;蝉蜕、僵蚕平肝风;焦山栀清热除烦。患者有子宫肌腺症,加用红藤、紫花地丁、延胡索清热解毒,理气活血;患者有乳腺增生症,加用小青皮、牛蒡子以疏肝理气止痛;佐以乌贼骨抑酸和胃;八月札、蒲公英理气清热和胃;葛根、川芎行气活血解肌;生地滋阴润肠通便;合欢皮、夜交藤安神定志,诸药合用,则肝气舒,瘀热解,心神安。配合解郁Ⅱ号中的萱草花解愁忘忧,使人神定情悦,病情好转。

（陆伟珍整理）

7. 王某,男,30岁,2012年9月4日

主诉:反复入睡困难10年,伴情绪低落。

现病史:近10年来患者因为情志不悦出现入睡困难,伴情绪低落,自卑感强烈,总是"觉得自己笨",心烦、易怒、坐立不安,连看书都不能静心,头晕耳鸣,乏力,胸闷,当地医院就诊后每日口服盐酸氟西汀1粒,只能入睡1~2小时。患者感觉记忆力明显下降,情绪易激动,敏感。

刻诊:入睡困难,伴情绪低落,自卑感强烈,总是"觉得自己笨",心烦、易怒、坐立不安,连看书都不能静心,头晕耳鸣,乏力,胸闷,记忆力明显下降,颈部时有酸胀感,有手指麻木,情绪易激动,敏感,腰酸腿软,胃纳差,胃脘胀痛,无反酸嘈杂。大便不成形,每日1次,小便调。背部皮疹瘙痒。舌质红,苔黄薄腻,脉弦。BP:125/90 mmHg。

中医诊断:郁病。

西医诊断:抑郁症。

辨证:肝郁阳亢,瘀热交阻。

治疗原则:平肝解郁,清热活血。

处方:淮小麦30克,甘草10克,苦参15克,蝉蜕6克,僵蚕10克,柴胡15克,煅龙骨30克,天麻10克,钩藤(后下)15克,葛根30克,川芎15克,广郁金15克,石菖蒲15克,焦山栀15克,黄芩15克,紫花地丁30克,白鲜皮30克,焦山楂、焦神曲各10克,赤芍、白芍各15克,合欢皮30克,益智仁30克。

同时配以落花安神口服液,睡前半小时服用2支;解郁Ⅱ号,每次1/2包,每日2次。

二诊:2012年9月18日

入睡困难好转,目前口服盐酸氟西汀,1/2粒,可入睡3~4小时,仍然多思多虑,梦多。心情平静,自觉耳鸣、颈部板滞、大便、胃部胀痛及背部皮肤瘙痒均好转。舌质红,苔黄,脉弦。

处方:9月4日方去紫花地丁30克,白鲜皮30克。

同时配以落花安神口服液,睡前半小时服用2支;解郁Ⅱ号,每次1/2包,每日2次。

按语：抑郁症属于心理疾病，患者往往对疾病过于恐惧或悲观。临床对此案的中医辨证为肝郁阳亢，瘀热交阻。治拟平肝解郁，活血清热。取甘麦大枣汤之意解郁安神，以苦参代替大枣更能清热安神；蝉蜕、僵蚕平肝息风；天麻、钩藤、柴胡、煅龙骨平肝潜阳；葛根、川芎活血解肌；郁金、石菖蒲解郁开窍；焦山栀、黄芩清热除烦；赤芍、白芍和营活血；合欢皮安神定志。更佐以紫花地丁、白鲜皮清热利湿，祛风止痒；焦山楂、焦神曲消食和胃；益智仁补肾益智改善记忆力。配合落花安神合剂调整阴阳，宁心安神；解郁Ⅱ号解愁忘忧。诸药合用，共奏平肝解郁，活血清热，安神定志之功。诊疗过程中应叮嘱患者放宽心，此病非难治之病，要树立信心，医患配合，定能使疾病好转。加之用药对症，疗效显著。

（陆伟珍整理）

8. 梅某，女，24岁，2012年9月4日

主诉：入睡困难10年，伴心慌胆怯。

现病史：近10年来患者因为思虑过度出现入睡困难，多梦，情绪紧张，心慌胆怯，伴多思多虑、头晕头痛，他院诊断为"双向性情感障碍"，口服奥氮平每日1粒及舒必利每日1粒，每日可睡眠7小时，感觉记忆力明显下降，情绪易激动，敏感，月经3月未行。

刻诊：入睡困难，多梦，情绪紧张，心慌胆怯，伴多思多虑、头晕头痛，记忆力明显下降，情绪易激动，敏感，口干，胃纳差，恶心，有反酸嘈杂。大便干结，小便调。舌质红，苔黄腻，脉弦。BP：115/90 mmHg。

中医诊断：郁病。

西医诊断：抑郁症。

辨证：肝郁阳亢，瘀热交阻。

治疗原则：平肝解郁，活血清热。

处方：淮小麦30克，甘草10克，苦参15克，蝉蜕6克，僵蚕10克，柴胡15克，煅龙骨30克，乌贼骨30克，煅瓦楞子30克，蒲公英30克，黄精15克，天麻10克，钩藤（后下）15克，葛根30克，川芎15克，广郁金15克，石菖蒲15克，焦山栀15克，芦根15克，赤芍、白芍各15克，合欢皮30克，夜交藤15克。

同时配以落花安神口服液，睡前半小时服用2支；解郁Ⅱ号，每次1/2包，每日2次。

二诊：2012年9月18日

睡眠好转，情绪紧张好转，心情平静，只服用奥氮平每日1粒。月经已经来过，口干及大便情况均好转，自觉右胁肋部胀痛明显。舌质红，苔黄，脉弦。

处方：9月4日方加延胡索15克。

同时配以落花安神口服液，睡前半小时服用2支；解郁Ⅱ号，每次1/2包，每日2次。

按语：本案患者因思虑过度，导致精神紧张，多思多虑，睡眠不安。此皆为肝气郁滞，虚阳上亢，瘀热交阻为因。处方取甘麦大枣汤之意解郁安神，以苦参代替大枣更能清热除烦；蝉蜕、僵蚕平肝风；柴胡、煅龙骨平肝；天麻、钩藤潜肝阳；葛根、川芎行气行血解肌；郁金、石菖蒲开窍醒神；焦山栀清热除烦；芦根清热止渴；赤芍、白芍和营活血；合欢皮、夜交藤安神定志；佐以乌贼骨、煅瓦楞抑酸和胃；蒲公英理气清热和胃；黄精补诸虚，益脾养胃，治疗乏力食少口干；二诊中加用延胡索理气消胀止痛。诸药合用，则肝气舒，瘀热解，心神安。配合落花安神合剂以调和阴阳，宁心安神；解郁Ⅱ号中的萱草花解愁忘忧，使人神定情悦，病情好转。

（陆伟珍整理）

9. 王某，女，28岁，2012年9月4日

主诉：反复入睡困难伴早醒4月余。

现病史：近4个月来患者因为失恋出现入睡困难伴早醒，情绪低落，容易哭泣，总觉得"生活没意思"，到医院就诊后每日口服舍曲林1粒，氯硝西泮1~2粒，只能入睡3~4小时，心烦、易怒、坐立不安，头晕耳鸣，乏力，胸闷。患者感觉记忆力明显下降，情绪易激动，敏感。

刻诊：入睡困难伴早醒，情绪低落，容易哭泣，总觉得"生活没意思"，心烦、易怒、坐立不安，头晕耳鸣，乏力，胸闷，记忆力明显下降，情绪易激动，敏感。颈部时有酸胀感，有手指麻木，腰酸腿软，胃纳差，无食欲。大便不成形，每日3~4次，小便调。面部痤疮反复不愈。月经延期，量少色暗，无痛经。舌质红，苔薄白，脉弦细。BP：95/70 mmHg。

中医诊断：郁病。

西医诊断：抑郁症。

辨证：肝郁阳亢，瘀热交阻。

治疗原则：平肝解郁，清热活血。

处方：淮小麦30克，甘草10克，苦参15克，蝉蜕6克，僵蚕10克，柴胡15克，煅龙骨30克，天麻10克，钩藤（后下）15克，葛根30克，川芎15克，广郁金15克，石菖蒲15克，焦山栀15克，黄芩15克，紫花地丁30克，生薏苡仁30克，焦山楂、焦神曲各10克，赤芍、白芍各15克，当归15克，合欢皮30克，夜交藤15克。

同时配以落花安神口服液，睡前半小时服用2支；解郁Ⅱ号，每次1/2包，每日2次。

二诊：2012年9月18日

入睡困难好转，仍有早醒，目前口服舍曲林1粒，氯硝西泮1粒，可入睡4~5小时，梦多。心情平静，大便不成形，畏寒，心慌，口干，月经已经来过。舌质红，苔薄白，脉弦细。

处方：9月4日方去当归、夜交藤加芦根15克，荷叶30克，干姜6克。

同时配以落花安神口服液，睡前半小时服用2支；解郁Ⅱ号，每次1/2包，每日2次。

按语：甘麦大枣汤乃《金匮要略》方，是一张养心血，益心气，泻虚火的名方。全方以甘药为主，"肝苦急，急以甘药缓之。"此患者辨证为肝郁阳亢，瘀热交阻。治拟平肝解郁，活血清热。取用甘麦大枣汤之意养心疏肝安神，苦参代替大枣更能清虚火宁心安神；蝉蜕、僵蚕平肝息风；天麻、钩藤、柴胡、煅龙骨平肝潜阳；葛根、川芎活血解肌；郁金、石菖蒲解郁开窍；焦山栀、黄芩清热除烦；赤芍、白芍和营活血；合欢皮、夜交藤安神定志。更佐以紫花地丁、生薏苡仁清热利湿散结治疗痤疮；焦山楂、焦神曲消食和胃改善食欲；当归补血活血通经以调理月经。配合落花安神合剂调整阴阳，宁心安神；解郁Ⅱ号解愁忘忧。二诊中加用荷叶清香升散，健脾升阳，配合焦山楂、焦神曲健脾护胃，共同改善大便不成形的情况；干姜温中散寒，回阳通脉治疗畏寒；芦根滋阴润燥止渴，诸药合用，共奏平肝解郁，活血清热，安神定志之功。

（陆伟珍整理）

10. 吴某，女，30岁，2012年7月14日

主诉：失眠3年余。

现病史：起病于精神过劳，入睡困难，多思多虑，外院诊断为忧郁症，予美抒玉（盐酸曲唑酮），每日1粒，口服，总睡眠时间为3~4小时，多梦多醒，醒后难以再入睡。头晕，头胀痛，胃嘈杂，食后腹胀，泛酸，口干，大便偏干。舌红，苔薄黄，脉弦。BP：110/70 mmHg。

中医诊断：郁病。

西医诊断：忧郁症。

辨证：肝亢犯胃。

治疗原则：疏肝和胃。

处方：柴胡10克，煅龙骨、牡蛎各30克，天麻10克，钩藤（后下）15克，葛根30克，川芎15克，蔓荆子20克，桑叶20克，白蒺藜30克，乌贼骨30克，蒲公英30克，广郁金15克，石菖蒲10克，焦山栀15克，芦根30克，赤芍、白芍各15，丹参30克，合欢皮30克。

二诊：2012年7月28日

服药后睡眠时间增加为5~6小时，睡眠质量改善，多梦，大便干结，3~4日1次，胃嘈杂减轻。舌红，苔薄黄，脉弦。

处方：柴胡10克，煅龙骨、牡蛎各30克，天麻10克，钩藤（后下）15克，葛根30克，川芎15克，蔓荆子20克，桑叶20克，白蒺藜30克，乌贼骨30克，蒲公英30克，广郁金15克，石菖蒲10克，焦山栀15克，芦根30克，赤芍、白芍各15克，丹参30克，合

欢皮30克,生地30克,百合30克。

三诊:2011年8月26日

患者睡眠时间为5~6小时,多梦多醒减少,健忘,停用美抒玉,胃嘈杂、饱胀消失,头晕、头胀好转,纳可,大便每日1次。舌淡,苔薄白,脉弦。

处方:柴胡10克,煅龙骨、煅牡蛎各30克,天麻10克,钩藤(后下)15克,葛根30克,川芎15克,蔓荆子20克,桑叶20克,白蒺藜30克,广郁金15克,石菖蒲10克,焦山栀15克,芦根30克,赤芍、白芍各15克,丹参30克,合欢皮30克,生地30克,百合30克,益智仁10克。

按语:本例患者平素内向,多思多虑,常常患得患失。因工作压力大,精神过劳发病。肝气郁滞不舒引起肝阳偏亢,上扰清窍而引起失眠。肝主疏泄之功失职,引起胃失和降,引起胃嘈杂、饱胀不适。这种典型的肝胃不和病机正是"卧不安则胃不和"的表现。治疗选用柴胡疏肝,郁金、石菖蒲等解郁除烦;煅龙骨、牡蛎潜阳降逆;天麻、钩藤、葛根、川芎共起平肝息风之用;蔓荆子上达头目止头痛;桑叶、白蒺藜清利头目;焦山栀、芦根除烦止渴;丹参、赤芍活血;乌贼骨制酸和胃;蒲公英清热;合欢皮助眠。二诊加用生地润肠通便,百合养心安神。三诊患者脾胃功能恢复,去乌贼骨、蒲公英等和胃之品,加用益智仁补肾健脑,改善记忆力减退。综观治疗全程,肝胃同治,调节阴阳气机的平衡为笔者一贯指导思想,临床常获良效。

(王磊整理)

膏 方 医 案(2例)

1. 邢某,女,49,2012年10月17日就诊。

主诉:失眠1年余。

病史:始于精神过劳,现停服安眠药,每天睡4~5小时,且多梦多醒,质量差。白天头晕胀痛,耳鸣脑响,记忆力减退,心烦易怒,颈部板牵不适,自觉手时麻,潮热自汗,月经量少,神疲乏力。舌偏红,苔薄,脉细微弦。BP: 98/64 mmHg。症状体征积分26分。拟膏方调治。

中医诊断:不寐,脏躁。

西医诊断:失眠症,更年期综合征。

辨证:肝亢肾虚。

治则:平肝解郁,补肾安神。

处方:淮小麦300克,甘草80克,苦参200克,蝉蜕80克,僵蚕140克,桑叶200克,白芷200克,白蒺藜300克,天麻140克,钩藤(后下)200克,葛根300克,川芎200克,蔓荆子200克,柴胡140克,煅龙骨300克,郁金200克,制狗脊140克,杜仲200克,桑寄生200克,仙灵脾200克,地骨皮200克,山茱萸140克,制首乌200克,枸杞子200克,女贞子200克,旱莲草300克,黑大豆300克,当归140克,熟地140克,赤芍、白芍各200克,夜交藤300克,黄芪300克,党参200克,焦白术200克,茯苓300克。另:阿胶(黄酒炖烊)250克,生晒参(另煎取汁)150克,冰糖150克。

上药共煎3次,过滤取汁,浓缩时加阿胶、生晒参汁,再加冰糖,搅拌至滴水成珠为度,罐装,每日清晨空腹1食匙,开水冲服。如遇感冒,暂停数日再服。

2013年2月6日复诊:

服膏方后,睡眠明显改善,现每夜睡6~7小时,少梦,夜醒1次,耳鸣脑响减轻,心情较平静,记忆力减退改善,颈不板牵,手不麻,潮热自汗消失,月经仍有量少,精神转正,面色转华,症状体征积分8分,减分率82%,属临床痊愈。

按语:该患者因精神过劳而失眠,常通宵不眠,服汤药后,睡眠有所改善,但体质状况较差,今再予膏方调治,因患者年已近半百,任脉衰减,肾气不足,膏方除方药对症治疗外,重在补养肝肾,固精强腰,再加健脾益气,补血活血之剂,果收良效。症状体征积分26分减至8分,减分率为82%,评价属临床痊愈。

2.吴某,女,40岁,2012年2月24日初诊。

主诉:失眠2年,服汤药有所改善,夜寐5~6小时,差时3~4小时,曾晕倒3次,南昌医院拟诊为癫痫病。现时胸闷,心悸,心电图(-),常发口腔溃疡,大便干结难行,3~4天1次,平时怕冷,口干,面部时发过敏性皮疹,胃纳可,月经量少,时潮热自汗。舌微红,苔薄,脉细沉。证属肝肾两亏,脾阴不足。治以补养肝肾,健脾益气,滋阴通便,兼清热活血。拟膏方调治。

处方:淡附片140克,桂枝120克,仙灵脾200克,地骨皮200克,黑大豆300克,苦参200克,麦冬200克,五味子140克,赤芍、白芍各200克,丹参300克,生地300克,熟地200克,黄芪300克,党参200克,焦白术200克,茯神300克,甘草80克,蝉蜕80克,僵蚕140克,防风140克,杜仲200克,当归140克,川连80克,焦山栀200克,连翘200克,黄芩200克,绿萼梅140克,知母200克,柴胡140克,煅龙骨、牡蛎各300克,天麻140克,钩藤(后下)200克,葛根300克,川芎200克,墨旱莲300克,制首乌200克,枸杞子200克,女贞子200克,山茱萸140克,制狗脊140克,桑寄生200克。另:阿胶(黄酒炖烊)250克,生晒参(另煎取汁)150克,冰糖150克。

上药共煎3次,取汁过滤,浓缩时,加入阿胶、生晒参汁、冰糖,搅拌至滴水成珠为度。罐装,每日早晨空腹,1食匙,开水冲服,若遇感冒,可暂停数日再服。

2013年3月30日复诊:

1年来,未再发生晕倒现象,自觉体质比过去改善,睡眠尚可,夜寐6小时左右，白天精神状态尚好，口腔溃疡未发，服膏方时大便每日1次，停药大便又干结难行，面部发皮疹瘙痒，月经量少，5~6天止，白带时黄，腰酸。妇科检查：宫颈糜烂。苔少。证属肝亢肾虚，脾阴不足，再予膏方，平肝补肾，益气活血，滋阴润肠，通便止痒。

按语： 该患者因精神过劳而致失眠2年，曾晕倒3次，原因不明，江西南昌医院拟诊癫痫病发作，但脑电图未见异常，2012年2月服膏方后，自觉睡眠好转，体质状况改善，口腔溃疡未再发，服药时大便转软，每日1次，停药后，大便又干结难行，面部发过敏性皮疹，白带时黄，妇科检查宫颈糜烂。本患者经服膏方滋养肝肾，健脾益气，润肠通便，治本为先，标本兼治之后，确有较好疗效。

膏方的优势，主要在慢性病恢复期调理为主，体质虚弱者为宜，其处方应包括：① 对症下药；② 补养肝肾；③ 健脾益气。先天后天同补。因其服用方便，避免每天煎药之麻烦，现代有的改罐装为袋装，携带出差也较方便。另外有冰箱保存条件，春夏季节也可服用，不一定于冬至前后才可开膏方。2年来，笔者已试过于春夏季节，根据病情需要亦予开膏方调治，效果尚可。